U0025309

天下文化
BELIEVE IN READING

荒丘崛起的醫學中心

雙和醫院創新致勝

作者·林進修

目錄——CONTENTS

第二部 掌握闖關密碼 057

第三部 精進醫療專業 169

結語

序

有使命感的創新

陳瑞杰．臺北醫學大學董事長

二〇二四年二月六日，衛生福利部公布一一二年度醫學中心醫院評鑑結果，雙和醫院躋身成爲醫學中心，是今年三家新入榜的醫學中心之一，北醫大雙和校區也由此成爲全台首創，結合醫學大學、醫學中心、生醫產業「三位一體」的雙和生醫園區。

幸運的是，這樣的成果，讓我們的理念更有實踐的可能。

大學是教育公民責任的殿堂，醫療是照顧民眾健康福祉的產業。這是臺北醫學大學體系一直以來的理念，而雙和醫院做爲北醫體系的一部分，自然也承載著同樣的使命和價值觀。

在這樣的基礎上，做爲醫院，雙和醫院有責任持續提供更高品質的醫療服務，這是對中永和地區民眾的責任，也是對整個社會的責任；做爲醫學大學，雙和校區有責任培養更多優質醫學人才、深化教學研究，這是對整個教育與醫療體系的責任。

至於做爲生醫產業的一部分，雙和醫院除了結合院內臨床資源，更將透過交通運輸的整體規劃，串連新北市中和灰磘產業專用區、南港國家生技研究園區、新竹生物醫學園區、新竹科學園區等生技產業聚落，形成一條生技廊道，引導台灣生醫產業的蓬勃發展。

坦白說，雙和醫院能夠有今天的成果，與它獨特的成長軌跡有關。當年，從創院院長邱文達以降，先進同仁們幾乎都是臨危受命，卻憑著使命必達的精神，克服了重重困難與挑戰。可以說，雙和是由一群格外具有信念與創新性格的人所組成，也正因如此，如何把這種從信念出發的創新特質延續到未來，是我們此刻必須努力思考的重點，而在那之前，則是必須先能夠翻轉思維。

所以，我常說：「不要再說『北醫沒有富爸爸』！」我們應該要體悟到，北醫體系是非營利的私人財團法人機構，但非營利不等於不獲利，只是我們追求營利不是爲了獲利，而是爲了組織能夠永續，才能教好學生、照顧民眾健康，乃至承擔起社會責任，打造一個可以引領社會進步的教育醫療機構。這是我們存在的價值，也是我希望透過本書傳遞的精神，與所有同仁和民眾共勉。

序

引領未來的發展

吳麥斯．臺北醫學大學校長

衛生福利部雙和醫院是台灣第一家採民間興建營運後轉移（ＢＯＴ）方式的醫院，委託臺北醫學大學興建經營，回首二十年前，北醫大與公部門發揮愚公移山的精神，讓雙和從一片山坡地中誕生，不僅解決當時台北縣原有醫療資源匱乏的問題，歷經近二十年的建設，更創造出許多奇蹟！

有了經營萬芳醫院的成功經驗，二〇〇三年年底，北醫大從四家參與投標的團隊中脫穎而出，成爲雙和醫院最優申請人，並於隔年簽約後，立刻展開興建工程，過程中所面臨的困難與挑戰，可以從本書採訪多位幕後關鍵推手，體會到是多麼地不容易，但北醫體系仍然展現「化不可能爲可能」的團隊力量。

在董事會與校方全力支持下，歷任院長及所有醫護人員齊心投入，不僅要和時間賽跑，還要做到最好。皇天不負苦心人，雙和醫院如期於二〇〇八年七月開幕，成立短短一年，不僅隔年營運便獲利，也順利通過ＪＣＩ國際醫院評鑑，創下台灣醫界最快通過ＪＣＩ的全球紀錄，一舉躍升成爲新北市中永和地區不可或缺的重要醫院。

本人有幸在二〇一七年至二〇二一年擔任雙和醫院院長，超過四年半的時間，正是雙和全面發展的關鍵時刻，卻也面臨新冠疫情的嚴峻挑戰，但醫護同仁與行政人員齊心抗疫，不畏病毒威脅，守護全體國人，一起走過疫情最艱難的時刻，無論是新冠戰疫或國際友邦醫療援助等艱難任務，北醫人無役不與，充分展現高度韌性與格局，也讓醫學教育的力量，轉化為照亮社會的光。

今（二〇二四）年年初，我們也迎來好消息，雙和醫院通過醫院評鑑，晉升為醫學中心，這也是雙和創院十六年以來，邁向下一階段發展的重要基石，因為升格醫學中心並非終點，而是提醒我們莫忘「以病人為中心」的初衷，持續提供優質的醫療服務與品質，更將以邁向高品質、高績效國際一流大學醫院為起點。

很開心在雙和邁向十六歲「成年禮」的時候，出版《荒丘崛起的醫學中心：雙和醫院創新致勝》一書，不僅記錄雙和從無到有的發展歷程，也從扎實的基礎建設、鼓勵內部創新及精進醫療專業等實戰經驗，供做國內醫學教育、醫療生技產業未來發展的參考，也做為醫界與城市互惠共榮的經驗借鑑。

臺北醫學大學做為一所創新型大學，除了培育人才，更要引領未來，未來雙和將不只是一所醫院，而是打造生醫矽谷，帶動台灣醫療走向下一個世代！

序

永續・共融・創新

程毅君・衛生福利部雙和醫院院長

衛生福利部雙和醫院成立於二〇〇八年，是國內第一家以公辦民營興建的醫院；有鑑於當時台北縣的醫療資源不足，爲了避免民衆經常面臨跨區就醫的困境，臺北醫學大學於二十年前爭取到雙和BOT案的經營權，自開院以來秉持「關懷、承諾、創新」的經營理念，期待以大學附屬醫院與醫學中心的角色，成爲民衆健康的守護者。

近年來全球均受疫情、戰爭與氣候變遷之影響，身爲世界公民，你我都很難置身事外，雙和醫院也在COVID-19這波疫情中，重新檢視發展定位，並在二〇二三年提出「永續、共融、創新」的經營理念，以「淨零永續」、「多元共融」、「智慧創新」爲三大亮點，期許雙和成爲台灣醫療永續的領頭羊。

首先是「淨零永續」，雙和醫院去年率先完成溫室氣體盤查的國際認證，且公開承諾二〇五〇年將成爲台灣首家淨零永續醫院，未來將藉由能源轉型、循環經濟、智慧醫院、幸福職場等多項永續計畫，逐步實踐永續目標，讓雙和不僅是荒丘崛起的醫學中心，更是引領台灣醫療永續發展的智慧醫院。

其次是「多元共融」，除了重視多元文化的尊重與包容，確保醫療團隊可以滿足不同角色背景的員工協力運作之外，同時也朝向落實「One Campus」校院合一的實踐；另外，雙和醫院積極投入社會公益，除偏鄉醫療外，更支援友邦國家馬紹爾群島，依當地需求派遣醫療團隊駐診，並協助培訓專科醫事人才，今年更將觸角延伸至新南向的泰國和寮國，除強化醫衛合作與產業鏈發展，也將努力改善當地之醫療水平。

在「智慧創新」發展上，今年雙和醫院榮獲第二十四屆國家醫療品質獎「智慧醫院全機構標章」大獎的肯定，未來更將落實價值醫療與精實醫療，持續推動以病人為中心之全人照護，並透過數位發展與創新，積極投入以預防醫學、遠距服務為主軸的社區照護，提供病人更便捷、更前瞻的個人醫療服務。

「走舊的路，到不了新的地方！」面對瞬息萬變的時代，雙和醫院永續經營的腳步不會停歇。未來，我們將以謙遜誠懇的態度與求新求變的勇氣，來面對各項挑戰，持續發揮「永續．共融．創新」的影響力，創造更美好的未來。

第一部

在困局中長大

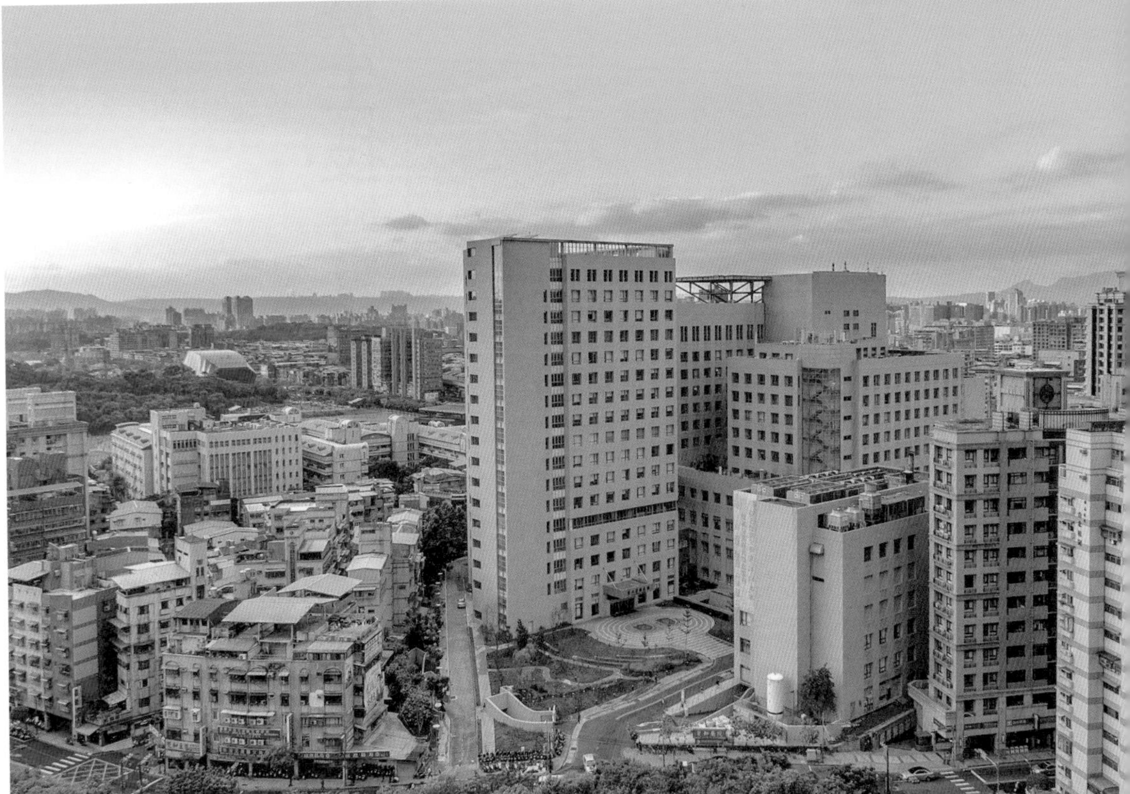

1

從荒煙蔓草到醫療生技雙基地

農曆除夕前三天，二〇二四年二月六日，衛生福利部公布一一二年度醫學中心醫院評鑑結果，衛生福利部雙和醫院是三家新入榜的醫學中心之一，這對一家只有十六年歷史的醫院是高度肯定。

從此，臺北醫學大學（簡稱北醫大）教育醫療體系所屬北醫大附設醫院（簡稱北醫附醫）、萬芳醫院及雙和醫院等三家附屬醫院，躍升爲兩家醫學中心及一家準醫學中心的醫療重鎭，提供民衆更加優質的醫療服務。

對於這個備受矚目的評鑑結果，北醫體系當天透過新聞稿感謝各方關心，並以北醫大同仁的優良表現感到光榮，且將榮耀歸屬實際身處在第一線場域、臉上沾滿塵土與血汗仍英勇奮戰的同仁們。

同時也承諾，將繼續秉持「在謙虛中帶著自信、同理中帶著苛求、好奇中帶著謹愼」的態度，透過校院交流整合，勇敢堅毅地迎接未來更艱巨的挑戰，發揮北醫體系「以人爲中心」的獨特社會影響力，共創台灣醫療的美好。

這裡，不只是醫院

剛進入醫學中心之列的雙和醫院，坐落在新北市中和區，明亮溫暖的大樓裡，醫事專業人員埋首工作及研究，每天就醫人潮川流不息。

不過，雙和醫院不只是醫院。

這片四公頃的土地，分成A、B兩個基地，雙和醫院所在的A基地，包含兩棟醫療大樓、一棟動力中心；對面的B基地，則規劃了教學研究大樓、生醫科技大樓。兩個基地相互連結、支援，形成著重生醫轉譯發展的醫療與教學研究園區，將是帶動台灣生技產業發展的重要場域。

成就背後，很難想像的是，雙和醫院落成啟用前幾年，現址這片土地，竟然是座近四十公尺高、上有高壓電塔的荒蕪小山丘。

這些改變，要從中和及永和地區民眾長久以來的殷切期盼說起。

河兩岸的醫療落差

早年，從高樓林立的台北市，無論跨過中正橋、永福橋、福和橋或是秀朗橋，一到對岸的台北縣（二〇一〇年改制爲新北市）中和及永和地區，不僅市容街道截然不同，醫療資源更有天壤之別。

整個雙和地區，官方設籍人口六十幾萬，加上地方人士估計的外來居住人口二十萬，多達八十幾萬居民，卻只有永和耕莘醫院這家規模不大的醫院，醫療量能嚴重不足，民衆經常被迫過橋到台北市就醫，相當不方便。

對於連一家醫院都沒有的中和地區來說，這種醫療及健康權益嚴重失衡的情況，更是明顯。

地方民衆爲此四處奔走疾呼，要求政府在當地興建一家大型醫院。

經過無數次的陳請，一九八八年，台灣省政府行政會議終於決議，把原來的省立台北醫院城區分院改制，並搬到台北縣，成爲雙和醫院的緣起。

一九九〇年，政府投入十七億元經費，取得中和市圓通路兩側的土地，做爲新建醫院預定地；一九九三年，宋楚瑜擔任台灣省政府主席期間，完成都市計畫變更，那塊預定地變更爲醫療用地，跨出重要的一步。

但，好景不常，台灣省政府隨後對於該醫院是否採行公辦民營意見不一，興建計畫因而延宕。

加速推動雙和醫院的必要

這一停擺，就是許多年。

一九九九年五月，當時的台北縣縣長蘇貞昌前往衛生署，拜會時任署長詹啟賢。蘇貞昌表示，整個案子從一九八八年拖到現在，已足足延宕了十一年，如果再不解決，對在地民眾很不公平，並建議採取公辦民營的方式，盡早設立。在蘇貞昌詳細說明下，詹啟賢終於點頭，決定雙和醫院採取公辦民營的民間興建營運後轉移（BOT）方式興建。

其實，在那次拜會之後的一段插曲，也讓蘇貞昌意識到，一定要加緊推動雙和醫院BOT案才行。

事情發生在二〇〇〇年十月，由永和市選出且連任三屆的台北縣縣議員蘇貴碧，在議會總質詢後返家，突發心肌梗塞而倒下。因為中永和當地醫療量能不足，只能過橋到台北市汀州路的三軍總醫院急救，結果救護車還沒過橋，她就不幸往生。

好事多磨，數次流標

儘管衛生署同意加速推動雙和醫院BOT案，但是受限於《建築技術規則》規定，坡度超過三〇%不得開發建築，水土保持審議規範也規定山坡地不能開挖的深度，導致該基地根本無法興築建物，且BOT特許經營期限只有三十年，加上又有土方移除、出入口狹窄及電塔遷移等問題，誘因不大。

二〇〇〇年十一月至二〇〇二年十二月，兩年間，衛生署歷經三次公告招商，皆無機構願意提出申請，而以流標收場。

蘇貞昌眼看再這樣下去不是辦法，於是在二〇〇三年指派當時的台北縣工務局局長吳澤成處理這些棘手的問題，並要求內政部及農委會（二〇二三年改制爲農業部）一個月內完成修正《建築技術規則》及水土保持審議規範，才能挖除山丘、興建醫院。終於，衛生署首度鬆口，同意由台北縣政府協助整地，挖除土方。

吳澤成表示，那塊地早在宋楚瑜擔任台灣省政府主席時，就已變更爲醫療用地，卻受限於《建築技術規則》及水土保持審議規範的規定，必須沿山而上開築道路，繞到那座小山丘的山頂上，才能在那一點點的土地上蓋醫院，難度不低，加上醫院的量體縮小，誘因不大，所以才出現連續招商三次，卻都沒有機構提出申請的結果。

未到絕望，絕不放棄

連續三次招商失敗，行政院打算取消在中和市圓通路段興建醫院的計畫，時任中和市市長呂芳煙得知消息後，急得立刻去找蘇貞昌商量。就在行政院預備開會正式中止這個案子的前兩天，蘇貞昌緊急找吳澤成處理此事。

吳澤成後來把這段往事，收錄在他於二〇〇八年十月出版的《求是拓新》一書中。而爬梳那段歷史，不難看見，他始終堅持「未到絕望時，絕不放棄希望」的信念，並深入研究、協調，配合專業及經驗，找出解決之道。

果然，趕在行政院打算開會中止建院計畫的前一天，他便召開會議凝聚共識，務實提出解決辦法，決定爭取繼續興建。

爲了方便說明，吳澤成在相當短的時間內，用紙板剪貼製作出那座小山丘的立體模型，並在行政院那場會議上，藉以向與會者說明，只要修訂《建築技術規則》及水土保持審議規範這兩個法令的部分條文，就可以把那座小山剷掉、變成平地，並在那塊地上蓋醫院。

依法行政下的靈活變通

這個簡單易懂的現場說明果然奏效，行政院指示內政部及農委會，需在一個月內修正法規，讓開挖那座小山丘的土方得以移除，才讓雙和醫院興建案起死回生。

「公務員當然要依法辦事，但也要在立法精神及目的不變的原則下，活用法令、解釋法令，」吳澤成強調，山坡地開發建築必須確保安全，法規規定也必然如此。

他說明，一般而言，山坡地挖愈多、愈深，就愈危險，但「雙和醫院那個基地個案，地形特殊，中間高、四周低，是一座小型的饅頭山，整座山丘剷平最安全。」正因如此，他們才敢力爭，以理服人，終於達成目標。

當年的台北縣水利局局長、現任交通部部長的李孟諺表示，《建築技術規則》及水土保持審議規範不是法律，而是行政規則，依法不用送到立法院審查修訂，只需主管部會負責修改。因此，內政部及農委會分別在那兩個法令的幾個限制項目之後，增加了若經縣市政府同意則不在此限的條文，台北縣政府就可依此規定，全力辦理雙和醫院那塊基地的整地相關作業。

愚公移山，改變命運

二〇〇三年九月，蘇貞昌決定先把預定地上的那座小山丘剷平移走。不過，雖然只是座三十幾公尺的小山丘，也有近十層樓高，開挖的土方足足有三十萬立方公尺，可見工程有多麼艱巨。

「這個才叫『愚公移山』嘛！」雖然已經過了整整二十個年頭，蘇貞昌還是清楚記得當年的霹靂作為。

他自豪地說，當年把一座山移走，整理成一塊平地，「那是要多大的勇氣呀！」

在吳澤成及李孟諺的全力督導指揮下，台北縣政府將土方全數運到鶯歌鎮三鶯大橋河川下游新生地填土，除了協助解決醫院基地問題，縣政府又多出一塊三十公頃的新生地，一舉兩得。

找到突破瓶頸關鍵點

「很多事碰到瓶頸時，只要找到關鍵點，並把它打開，路就順暢了，」吳澤成認為，其中最重要的是要有人把它找出來，且進一步解決，這些事才能迎刃而解。

儘管如此，過程中還是遇到了不少挑戰。比如，在台北縣政府辦理土方移除發包作業時，就收到環保署的來函表示，中和市人口密集，道路狹窄、交通擁擠，居住環境負荷量大，要將那麼多的土方運出棄置，茲事體大，一定要通過環境影響評估之後才可以開始動工。

這一來，可讓一直爲此事四處奔走的呂芳煙，急得像熱鍋上的螞蟻，立刻與時任立法委員趙永清趕到行政院協商。想到中和地區八十幾萬居民盼了這麼多年，竟還盼不到一所像樣的醫院，呂芳煙不禁悲從中來，「咚！」一聲當場下跪。

催化改變，凝聚共識

這一跪，果然起了催化作用。

二〇〇三年十月，環保署、衛生署邀集在地立委及呂芳煙等人協調，終於取得共識；此外，雙和醫院經營權也由原先設定的三十年延長爲五十年，這才吸引中國醫藥大學、長庚大學、輔仁大學和北醫大，共四個團隊參與競標。

不到兩個月後，衛生署邀請投標團隊報告，並進行第四次開標，最後由北醫大獲得雙和醫院BOT案的「最優申請人」，並取得五十年的經營資格。

不過，那次開標卻是波濤洶湧，競爭相當激烈。當年全盤規劃北醫體系競標事宜的董事會執行董事李祖德，至今對當天的情景仍歷歷在目，難以忘懷。

2
在驚濤駭浪中勝出

二〇二三年國慶過後不久，李祖德在北醫大董事會會議室，指著七大本的雙和醫院BOT案申請參與投標說明書：「我們一開始的想法，就是抱著以教育爲初衷的理念，去爭取標案的。」

當年，申請雙和醫院BOT案時，這個具有高度的戰略主軸，一如預期打動了多數評審委員的心。

七本說明書展現完整規劃

李祖德表示，七本雙和醫院BOT案申請參與投標說明書，幾近於一份經營合約，分別是興建執行計畫書、總體計畫說明、興建計畫暨興建完工期程、經營計畫、財務計畫、申請人既有成效第一篇之臺北醫學大學既有經營成效、申請人既有成效第二篇之公辦民營既有經營成效，以及雙和社區醫療需求報告，幾乎納入所有未來可能的狀況。

第一本是興建執行計畫書，從計畫緣起、基地自然環境調查及分析、雙和地區醫療需求預測、醫院規劃概念、組織架構及開床計畫、工程預定進度、工程經費概估及分包計畫、品質保證計畫，到建請政府協助事項等。

其中開宗明義指出，中永和地區人口已達六十三萬六千人，根據台北縣衛生局醫療相關統計資料分析，中永和地區每萬人西醫人數約六．九一人，病床數約一二．二九床，與衛生署「醫療網第四期計畫——新世紀健康照護計畫」，預計二〇〇四年必須達到每萬人西醫人數一三．三人、病床數三三．一床的目標，相距甚遠，該地區確實有必要盡速籌設一家區域級以上的醫院。

因此，北醫大認為，署立雙和醫院BOT案的主要目的，在於建構一所區域級醫院，提供中永和及鄰近地區一百七十萬民眾可近性的醫療服務，期望能將雙和地區建設成一個「新世紀健康社區」。

豐富的醫院經營經驗

第二本的總體計畫說明中強調，北醫大有北醫附醫、公辦民營的台北市立萬芳醫院兩家大型機構，累積了豐富的醫院經營經驗。

其中，萬芳醫院開院一年九個月便已達成財務損益兩平，各方面績效都名列全台北市立醫院第一名，並獲得多項殊榮，包括：代表品質最高榮譽的「國家品質獎」機關團體獎，以及行政院公共工程委員會從百餘家公辦民營機構中選出的，第一屆「民間參與公共建設金擘獎」民間經營團隊特優獎等重要獎項。

此外，這次的團隊，除了北醫體系的經營團隊，還邀請了國內第一品牌、曾經參與營建臺北榮總及台大醫院的中華顧問工程司等建築團隊；台灣人壽、土地銀行及第一銀行等財務團隊；以及堅強的資訊、公共服務及專業社團等專業團隊，有信心把雙和醫院打造成全國第一個成功的BOT醫院。

病人為尊，社區為重

在第三本的興建計畫部分，將以「病人爲尊，社區爲重」的理念融入其中，讓建築設計可以滿足整體醫療服務、保健及社福的空間需求，提供區域性緊急災難救護和都市防災救助的空間及場所，打造健康社區及社區健康總體營造的空間。

甚至，這個計畫把未來二十年的整體規劃，全都寫得清清楚楚，包括：要把部分學院從信義校區遷移到雙和校區、在A基地隔著圓通路對面的B基地上興建教研大樓和生醫大樓，並規劃未來生醫產業如何發展，以及所有建設都將採用綠色生態工法等。

而在經營計畫方面，有鑑於中永和地區發展迅速，居民急速增加，醫療資源卻相對短缺，提供優質的醫療服務已刻不容緩。自第一次雙和醫院招標公告起，北醫大就審慎評估，並且多次實地勘察，甚至進行問卷調查，充分了解醫院基地的現況，以及在地鄉親的需求。

同時，北醫大將在這個前提下，以學術研究風氣爲基礎，強化效率管理及人性管理，把雙和醫院經營成一所著重醫療照護品質、社區醫學、教學研究、資訊整合，以及醫學倫理與人文並重的醫學大學附設醫院，提供全方位、高品質的醫療服務。

以投資銀行思維、高鐵BOT範例寫財務計畫

不過，李祖德和團隊也理解外界對北醫的傳統印象。自從一九六〇年臺北醫學院

（北醫大前身）建校以來，曾因資源不豐，走過篳路藍縷的艱辛歲月，如今雖已今非昔比，卓然有成，但社會大眾仍難免對北醫體系的財務狀況有所疑慮。

因此，在李祖德主導下，團隊以投資銀行的思維來撰寫財務計畫，強調保守穩健和創意。在這個前提下，第一期工程經費將由自有資金支應，未來再視實際環境搭配融資相互使用。

此外，北醫大的雙和醫院BOT財務規劃案，已獲得台灣人壽、土地銀行及第一銀行等三家金融機構，表達將積極參與這項計畫的意向書。

至於未來財務部分，雙和醫院的主要營運收入，包括：門診、急診、住院、自費醫療及醫療折讓等醫療收入，以及停車場收入、醫療服務區租金收入、教研大樓租金收入及生醫科技開發收益等營業外收入，預計營運期間將有三千三百億元的總營業收入，扣除三千一百億元總營運成本仍有盈餘，可以投入公益活動。

團隊夜以繼日花了近兩個月時間，才完成這七大本投標說明書，內容幾乎就是北醫體系四十多年來的心血結晶，再加上李祖德在創投界多年的經驗累積，堪稱經典。

李祖德強調：「美國的創投業之所以會做得那麼好，就是要先建立一個生態系，才能夠在上面長出東西。」

同樣，他也想在中永和地區，創造一個結合大學、醫院及產業的平台，並把資金投放到大學裡，建置種子基金及生技產業加速器，如此才能讓大學的研究結合醫院的臨床資源，再擴大到產業應用，形成一個完整的生醫產業生態系。

建構功能周全的生態系

這個生態系的關鍵主題，基本的核心還是教育。

在這個基礎下，第一，當然是以教育爲宗旨；第二，是從投資銀行的角度，來規劃這個生態系；第三，是有了這個生態系之後，再來規劃雙和醫院BOT案；第四，則是回歸到爭取雙和醫院的初衷，無非就是爲下一代留下更大的教育、學習及發展空間。

這是個以教育爲本的大戰略，但北醫體系雖然有萬芳醫院OT案（營運、移轉）的經驗，卻沒有雙和醫院這種BOT案（興建、營運、移轉）的實際經驗，剛好在那之前，台灣高鐵拿下台灣有史以來第一個BOT案，便成爲北醫體系學習的對象。

於是，李祖德前去拜訪爲高鐵規劃BOT案的國際通商法律事務所，由該所律師傅祖聲負責大力推動。

接下來兩個月，幾位參與高鐵規劃案的律師及建築師，幾乎下班就到萬芳醫院，幫忙北醫體系團隊寫出那七大本的雙和醫院BOT案申請參與投標說明書。李祖德笑說，那時候他的主要工作，就是買些宵夜點心去探班，幫大家加油打氣。

為了完美的關鍵時刻

完成扎實的準備之後，現場對決的時間也到來。

二〇〇三年十二月十一日上午，衛生署邀請四個投標團隊到署內簡報，以抽籤決定簡報順序，各投標團隊有二十分鐘的簡報時間，接著是評審提問。所有團隊都簡報完後，中午休息，當天下午評審委員再投票選出最優申請人。

北醫大抽到第一順位，由時任副校長邱文達上台簡報。當天陪同出席的北醫大前會計主任白碧玉表示，爲了爭取雙和醫院經營權，北醫體系組成一個十幾人的團隊，由邱文達領軍。那時候，每個成員都有自己的工作，但是每天下班後仍然趕到萬芳醫院開會，回到家幾乎都是半夜十二點了。

爲了讓邱文達在簡報那天，能夠完美呈現北醫體系的優勢，會議氣氛隨著時間逼近更形緊繃。

邱文達要求，每個成員都要發表具體意見，說出簡報的哪個部分不夠好、哪個地方沒有講出重點或是力道不夠，綜合意見後，大家就得盡快改正。不僅如此，他們也演練過各種可能性，比如抽到第一順位上台簡報，要怎麼開場；如果抽到最後一個順位簡報，又該怎麼陳述。

白碧玉他們相當清楚，北醫體系的強項是萬芳醫院ＯＴ案的經營經驗，最容易被挑戰的則是整個體系的財務狀況，因此各有因應對策，像是在簡報中強調，已有多家銀行簽署意向書，只要北醫體系拿到標案，他們都願意貸款協助。

到了正式簡報的前一天，最後關鍵時刻，團隊成員建議邱文達不要多說話，並請祕書幫他準備茶水，保護他的喉嚨，好讓他在隔天能有水準以上的表現。

一張投影片引發的危機

如此細心規劃，十二月十一日那天還是出現狀況，而且是突發的緊急狀況。

上午，邱文達簡報完後，會場螢幕突然播放一張北醫體系的財務報表，立刻有審查委員提出質疑，那張報表所呈現的資料，與邱文達簡報的內容不一樣，顯示北醫體系的財務有問題。

這個突如其來的變化，讓在現場的北醫體系成員都怔住了。白碧玉擔任北醫大會計主任多年，她很清楚簡報的財務報表是正確的，至於現場毫無預警放出來的那張財務報表，雖是北醫體系的報表格式，卻是過期的舊資訊。

問題是，依規定，簡報及問答時間結束，投標團隊就必須離開會場。換句話說，就算邱文達當場想進一步解釋，也不得其門而入。

消息傳回北醫大董事會，坐鎮指揮的李祖德，馬上聯絡負責北醫體系財務簽證的會計律師事務所展開危機處理，邱文達也帶領現場的團隊成員向衛生署商借會議室，同步展開現場危機處理作業。

搶救危機，不放棄任何機會

包含白碧玉在內的團隊成員，立刻打開筆記型電腦，透過手機請學校、北醫附醫和萬芳醫院整理出最新的財務資料，再聯絡一直有往來的銀行和會計師，請他們同步確認北醫體系的財務狀況及現金流。

整理出完整的正確財務報表，證實與邱文達簡報內容吻合，會計師簽章並標注日期後，火速送往衛生署。

就在那時候，第四個投標團隊剛好做完簡報，邱文達要求上台補充說明，卻被拒絕。邱文達不死心，拿著才經過會計師事務所簽章的財務報表，要發給審查委員，也遭到制止。

白碧玉記得，那時已經是中午休息時間，再過不久，所有的審查委員就要閉門進行投票了。

隨著時間一分一秒過去，團隊焦急不已，邱文達更是如此，但他還是不放棄任何機會，一看到有委員要上洗手間就跟著進去，趁機向他們解釋北醫體系的財務狀況完全正常，沒有任何問題。

午休過後，審查委員逐一回到會場，準備討論及投票。此時，北醫團隊成員依舊試著找機會，想盡辦法把最新的財務報表送到委員手上，證明北醫體系並未做假；邱文達也請委員給他一分鐘時間，讓他快速說明。

還好，「被拒絕多次後，因為當下有部分審查委員提出意見支持，主席終於同意，讓北醫團隊用一分鐘快速說明，」邱文達談到，那時他獲准進入會場，放出正確財務報表的投影片，並快速說明後，便被請出會場，「盡了全力，但當時完全不知道反應會如何。」

天公疼好人

下午的會議時間到了，看著會議室的門緊緊關上，包含白碧玉在內，陪同到衛生署簡報的所有人，情緒都跌到谷底，不甘心辛苦打拚的結果，竟遭一張突如其來又不是真實內容的財務報表給摧毀，有人的淚水就在眼眶內不停打轉。

邱文達見狀連忙安慰同事，笑著說：「大家辛苦這麼久了，我們去吃點東西吧！」這時候，大家才想到，忙了大半天，肚子都餓了。白碧玉記得，那天邱文達帶大家去永康街吃牛肉麵，之後還去吃冰，吃完冰仍意猶未盡，又在附近喝了咖啡。

下午五點多，邱文達接到電話，北醫體系被選爲雙和醫院最優申請人。

「眞是天公疼好人，」白碧玉有感而發。

有關財務狀況的那份簡報，是白碧玉寫的，她肯定裡面的數字全都正確無誤，絕無做假；至於邱文達簡報完後，突然被放到螢幕上的那張報表，其實是二〇〇三年前的舊資料，北醫後來有更多現金流進來，財務狀況與當初已不可同日而語。

雖已過了二十一個年頭，時至今日，只要一提及此事，白碧玉的語氣依舊堅定鏗鏘：「北醫體系絕對不能蒙上這種不實的指控！」

李祖德也說，北醫體系相當清楚財務狀況會是被挑戰的焦點，因此在寫那七大本雙和醫院BOT案申請參與投標說明書時，便在財務計畫上特別下功夫，終於在驚濤駭浪中，以些微票數勝出。

3

非贏不可的決心

這些年來，很多人好奇，爲什麼北醫體系非得取得雙和醫院的經營權不可，邱文達就常被問及此事。

他說，自己從年輕的時候就很喜歡、也很積極尋找新奇的事物，萬芳醫院OT案就是他發現的。

但除了喜歡嘗試新事物，更重要的是，擴大醫院經營，能促進北醫體系的成長。

看見雙和醫院的未來價值

當年邱文達是這樣向時任董事長謝獻臣及校長胡俊弘報告的。

他說，北醫附醫只有一百五十張病床，萬芳醫院卻有六百床，如果能獲得萬芳醫院的經營權，北醫體系的醫療量能將大幅增加，更能大步跨出吳興街。

後來，夢想實現了，真實又甜美，更讓北醫體系意識到雙和醫院BOT案的價值。

相較於萬芳醫院，雙和醫院整體規劃了一千六百床，規模更大，如果能夠取得經營權，北醫體系的總床數將超過三千床，不僅超過醫學龍頭台大醫院，更是北區最強的醫學大學。

更重要的是，在當年，那也是北醫體系首度跨過淡水河和新店溪，布局台北縣的壯舉，意義非凡，因此勢在必得。

不過，參與競標的中國醫藥大學、長庚大學和輔仁大學三個團隊，個個實力堅強，而且也有非贏不可的決心，爲什麼北醫大最後能夠勝出？

成功經驗加上雄心壯志

「因爲我們有成功的萬芳經驗，」邱文達說得輕鬆，但字字都是贏得那場賽局的策略。他很自豪地說，萬芳經驗是大家耳熟能詳的成功個案，對長期缺乏醫療資源的雙和地區民衆來說，更是強力而實際的保證。

更何況，爲了拿下雙和醫院經營權，北醫體系的社區團隊早已進駐當地，全面進行田野調查，實際了解民衆的醫療需求，讓他們知道北醫體系可以扛起照護健康的責任。

到了二〇〇三年十二月十一日，前往衛生署簡報那天，北醫大拿出七大本的雙和醫院BOT案申請參與投標說明書，在氣勢上就比其他只拿出相對簡單、甚至薄薄一本說明書的團隊略勝一籌，更何況北醫大說明書的內容豐富又扎實。

這多虧了團隊的旺盛企圖心。

李祖德回憶，當時寫這七本說明書的起心動念，一是趁機深入了解這家醫院的成立緣起及未來要扮演的角色，甚至也想過，藉由這次的用心，一旦取得經營權，就可以快速上手，在最短時間內提供最好的醫療服務。

另一個更深層的原因，則是李祖德及所有北醫體系成員的雄心壯志，希望所有審查委員一看這些說明就傾心，覺得如果沒有選擇北醫體系來經營雙和醫院，將一輩子後悔並且內疚終生。

先從視覺抓住注意力

這麼龐大的規劃與願景，最終只能利用二十分鐘的簡報時間來表達。那麼，如何在短時間內，把取得雙和醫院經營權的核心精神及堅定意志完全展現，就相當重要。

爲此，北醫大委託國外專業團隊製作了一支一分鐘的影片。

畫面一開始，由空中往地面的鳥瞰圖拉開序幕，再從A基地的第一及第二醫療大樓，拉到對面B基地的教研大樓和生醫大樓，簡捷又生動地描繪出雙和醫院的未來遠景。絕佳的視覺效果，頓時吸引評審委員的目光。

接下來，邱文達才仔細說明北醫體系經營雙和醫院的戰略布局。多日來不厭其煩地挑錯、修改、演練，讓這一刻的陳述清晰有力。

走過風雨，未見摧折

雖然當天出現一段意外插曲，但在北醫體系以最短時間證實眞相之後，終於在第一輪就勝出，驚險獲選爲最優申請人。至於過程中的紛紛擾擾，如今回首，都已事過境遷，不再重要。

二〇〇四年三月八日，時任衛生署署長陳建仁與北醫大董事長吳成文簽約，雙和醫院投資興建期限爲五十年，至二〇五四年三月七日止。這場從一九八八年開始規劃的

BOT案，歷經三位台灣省主席及精省後的省長，以及五任衛生署署長，長達十五年時間，終於塵埃落定。

從那一刻起，北醫體系也再度展開另一段令人驚豔的驚奇之旅。

4

官員、學校齊心拚進度

就在衛生署與北醫大簽約，確定署立雙和醫院由北醫體系經營的前幾天，二〇〇四年二月二十九日，在時任總統陳水扁、衛生署署長陳建仁、台北縣縣長蘇貞昌、中和市市長呂芳煙等政府官員及鄉親觀禮下，北醫大舉行雙和醫院院區土方移除工程動工典禮。

典禮後，短短不到八個月，二〇〇四年十月三十日，土方移除工程就在台北縣政府超高施工效率下完成，之後便將該基地交由北醫大興建醫院。能這麼快速把一座饅頭狀的小山丘剷平，並把所有土方處理完畢，連中央官員都覺得很不可思議。

扛起這個任務的，是當時的台北縣工務局局長吳澤成及水利局局長李孟諺。他們和縣府團隊，除了與當地民衆溝通，同時規劃土方載運的交通維持方案，還找到鶯歌溪、三峽河交界處一塊地勢較低的河川地——總計三萬七千輛次大卡車不斷載運的龐大土方，就堆置在那裡，填成一塊三十二公頃的三鶯新生地。後來，這裡也成爲二〇二三年四月風光開幕的新北市美術館的基地。

「訪客」不斷的午夜

台北縣政府投入解決土方運送問題，而在第一線協助移除土方的中和市，也是全力以赴克服困難。

「爲了這個，我差點被鬼抓走！」高齡八十八歲的呂芳煙餘悸猶存地說。

他解釋，那座小山丘是年代久遠的殯葬墓地，隨著時間推移，部分後人較少清理的墳塚逐漸傾頹，墳塚及骨灰罈被埋在土堆下，然後上面又陸續築起新墳。如此一層又一層疊上去，有時甚至疊了三、四層，就像幾層樓的公寓房子。

在中和市公所全力協助下，隨著土方一一移除及整地工程不斷進行，基地地底下的無主墳塚和骨灰罈陸續被挖掘出土，並遷移到他處妥善安放。但，說起這件事，呂芳煙有無限感慨。

他是接手上一任市長去清理那些墳塚的，前前後後挖了兩千多座。沒想到，那段時間他經常睡到半夜三更時，夢到一些無處可棲的魂魄去找他，嚇得他難以安眠。

敬天畏地，盡力周全

呂芳煙愈想愈不對勁，於是擇定良辰吉日，備妥三牲禮品，辦了好幾場法會超渡那些前人，並允諾蓋一間納骨塔，等完工後再請祂們入住。

就算他認爲禮數已經相當周全，仍然不時在睡夢中被一些魂魄追討移除土方時不慎挖斷的手指頭，一旁還有一群不幸夭折的幼兒，當年也埋骨在那裡，不時大聲哭鬧。

迫不得已，呂芳煙只好再辦場法會，除了備妥十幾桌的三牲禮品，請法師誦經超渡，還請法師幫忙爲那些魂魄接回手指頭，又特地安排六桌兒童桌，上面擺滿奶瓶和奶嘴，安撫那群早早過世的小孩。而每場法會，時任雙和醫院籌建處副執行長的白碧玉，都親自全程參加。

塵土飛揚，蟲蛇亂竄

北醫大接手後，繼續往下挖雙和醫院醫療大樓的地基，工程還是相當浩大。白碧玉說明，A基地那座小山丘將近四十公尺高，台北縣政府挖走近三十萬立方公尺的土方，把那座小山丘完全剷平，再交由北醫大開挖第一醫療大樓地基。

挖掉這座殘餘的小山丘，過程中也碰到不少狀況。

當時參與此事的中和市公所工務課前課長范耀彬表示，除了當地里長不滿工程車出入造成塵土飛揚、影響里民健康，附近居民更是經常抱怨，一些蛇蟲蜈蚣因無處可躲而鑽進民家，讓他們飽受驚嚇。

善意出發，一舉數得

還好，這些蛇蟲侵擾的現象，都只是短期狀況，隨著土方大量清運出去，逐漸恢復正常。挖到一半時，有些居民還相當興奮地說，他們終於看到長久以來被那座小山丘擋住的溫暖陽光。

吳澤成表示，除了有些抱怨之外，其實更多的是贊成的聲音。當年就有人跟他說，那片山坡的旁邊都是平地，下大雨時，雨水往往就沿著山坡沖到他們家裡，有時還會夾帶一些泥沙，讓他們相當困擾。

曾任新北市土木技師公會理事長的余烈就住在附近，台北縣政府開挖A基地那座

三、四十公尺高的小山丘時，他們那些住戶還張貼紅布條以示歡迎，因爲他們深知，小山丘挖除後，長年的不便和困擾將會隨之消失，他們的居住安全和生活品質也才能獲得更大的保障。

和時間賽跑的他們

當年，中和市公所和台北縣政府各有一個針對雙和醫院施工進度的追蹤會議。回想起出席縣政府追蹤會議的場景，「只要呂芳煙市長陪同出席，我就像吃了定心丸，」白碧玉說。

她進一步說明，因爲呂芳煙在地方深耕多年，經驗豐富，很有人望，而當年的興建過程，很多程序都要通過審查才能施行，工程難免進度落後，比如環境影響評估、都市設計審議和交通影響評估等，而通過這些審查所需要的時間，都不是醫院籌建團隊能夠掌握的。

拿環境影響評估來說，前後開了多次會議。白碧玉記得，有一次同時開環境影響評估及都市設計審議，結果兩項都沒有通過，那天大家的心情簡直沮喪到了極點。

范耀彬也表示，在審查過程中，主管機關會提出所需資料請受審單位補足。問題是，就算受審單位很快補上資料，也不是馬上補審，可能要等一、兩個星期，有時甚至兩、三個月後才再審查。

真情一跪

經過如此繁複且艱辛的前置作業，二〇〇五年十月五日，雙和醫院第一期工程，地下兩層、地上十三層的第一醫療大樓動工，二〇〇七年四月舉行上梁典禮，當時的總統陳水扁、行政院院長蘇貞昌及衛生署署長侯勝茂，都應邀觀禮。

典禮結束，蘇貞昌準備搭車離開，呂芳煙卻突然向蘇貞昌下跪，蘇貞昌趕緊把他扶起來，稍加安慰後，才搭車離去。

呂芳煙隨後表示，多年來推動雙和醫院BOT案，遭遇很多困難與挫折，直到採取BOT模式、經營權的年限放寬，才吸引四個大學團隊競標。這些都是蘇貞昌努力的成果，因此他才忍不住下跪，表達感激之意。

重重難關，眾志成城

蘇貞昌也感謝呂芳煙的貢獻。他在上梁典禮致詞時就指出，爭取設立雙和醫院的功勞，有一部分應歸功於呂芳煙及趙永清、陳朝龍等多位地方民意代表。當年衛生署雖同意籌建雙和醫院，但因爲院址屬於山坡地，限於《建築技術規則》及水土保持審議規範等相關法規，幾乎胎死腹中，直到呂芳煙至中央陳情並下跪後，整個案子才再繼續往前推進。

正因如此，蘇貞昌在搭車離開之前，再度推崇呂芳煙爲了鄉親的健康福祉，推動雙和醫院籌建而不惜下跪的眞心誠意。

二〇二三年十月底，蘇貞昌應邀受訪，談起那段歷史時他表示，要改變一個觀念，甚至一個體制，那是從無到有的過程，可說是最辛苦的。他爲台北縣縣民爭取醫療平權如此，爭取設立雙和醫院亦復如是。

捲起袖子，上工

第一醫療大樓動工不到兩年九個月，雙和醫院就在二〇〇八年七月一日落成啟用。那天上午，當時的總統馬英九、衛生署署長林芳郁、台北縣縣長周錫瑋等貴賓都到場剪綵，並在陶板上留下手印，完成守護雙和醫院及在地民衆的歷史見證。

除了總統和多位官員致詞表達期望，雙和醫院創院院長邱文達更表示，結合北醫附醫及萬芳醫院優秀團隊形成「醫療金三角」的雙和醫院，將是繼亞東醫院、新店慈濟醫院之後，台北縣的另一個大型醫療機構，可以提供民衆更優質的醫療服務。

貴賓相繼離開後，五彩絢麗的舞台也撤了，七月一日落成啟用的當天，邱文達一聲令下，所有雙和醫護員工捲起袖子開始上工，門診、急診及住院同時提供醫療服務，正式宣告雙和醫院已經完全準備好了，歡迎有病痛的鄉親上門，一解長期以來身處醫療沙漠之苦。

第二部

掌握闖關密碼

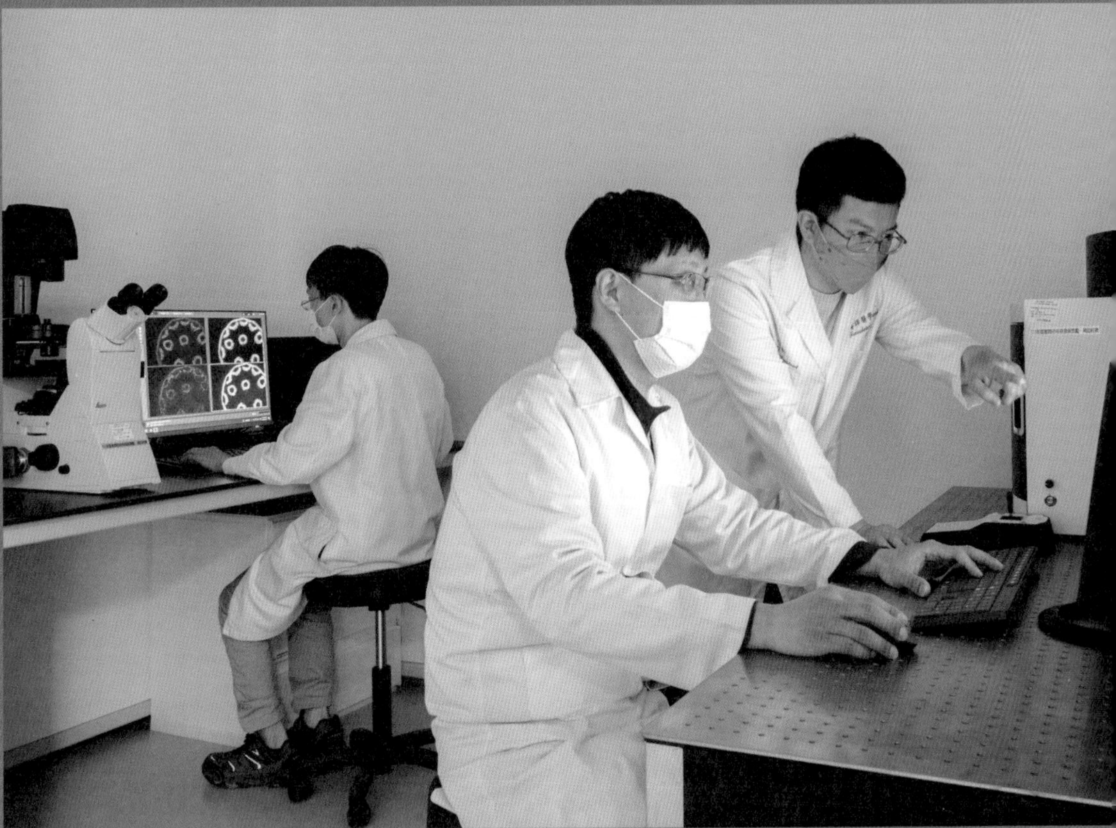

1

渴望改變的DNA

二〇〇八年七月一日，雙和醫院正式營運，這是北醫大繼北醫附醫和萬芳醫院之後，設立的第三家附屬醫院，具有開疆闢土的重要指標意義。

一來，它是北醫體系首度跨越淡水河和新店溪、從台北市區延伸到台北縣的指標醫院；二來，則是雙和醫院的量體夠大，病床數幾乎是北醫附醫加萬芳醫院的總和，可擴大北醫體系的醫療服務量能。

然而，這個成果並不易得。

萬事起頭難

雙和醫院創院院長邱文達回首當年，只能以「艱辛」兩字形容。

北醫體系的資源不多，臺北醫學院於一九六〇年創校時，僅有醫學系、牙醫系及藥學系三個學系，學生也只有兩百五十人，校舍更是簡陋，直到一九七六年附設醫院落成啟用，畢業生才有自己的實習場域，不必寄人籬下。

一九九六年，北醫大取得台北市立萬芳醫院經營權，並於一九九七年開幕營運，首度走出吳興街；隔年，也就是一九九八年，便通過區域醫院評鑑；七年後的二〇〇三年，更進一步晉升爲最高階的醫學中心，寫下台灣醫療史上最快通過醫學中心評鑑的歷史紀錄，更揭開北醫體系波瀾壯闊的成長之路。

取得萬芳醫院經營權後，北醫體系總床數，包含北醫附醫的一百五十床與萬芳的六百床，大幅增加到七百五十床。體質丕變，北醫體系正式走出吳興街，邱文達形容：「那是夢想成真的歷史時刻。」

爭取雙和醫院經營權，也是同樣的思維模式。

咬緊牙關撐下去

雙和醫院整體規模超過一千六百床，加上位於B基地的教研大樓和生醫大樓，已在二〇二三年春季落成啟用，北醫大醫學科技學院、醫學工程學院、管理學院、人文暨社會科學院和公共衛生學院等五個學院，都從台北市信義校區搬遷過去，從基礎研究、臨床治療到生醫產業，完全整合在一起，建構成一個學校、醫院和產業「三位一體」的生醫生態系。

二〇二四年二月六日上午，衛福部公布一一二年度醫學中心醫院評鑑結果，雙和醫院從準醫學中心晉升爲醫學中心，儼然形成一個完整的生技醫療聚落，成爲帶領台灣生技產業走向世界的一股動力。

看著今天的似錦繁華，再回首十多年前落成啟用時百廢待舉、匆促上路的景象，這個天翻地覆的轉變，其實與邱文達的醫院經營哲學密不可分。

一直跟著邱文達打拚的雙和醫院祕書室前主任白碧玉表示，剛落成啟用時，雙和背負龐大的銀行貸款壓力，亟需現金流。當時邱文達的策略是排除萬難，盡速開院幫病人看診；不僅如此，他還要求，不管門診、急診，每一科都要開診，就算只開一診、兩診，每診半天下來只看兩、三個病人，也都要咬緊牙關撐下去。

邱文達的用意，無非就是要讓雙和地區的民眾知道，雙和醫院已經準備好了。

什麼都要做，什麼都得會做

北醫大副主任祕書黃雅雪的第一份工作，就在雙和醫院，「我覺得最大的衝擊，就是要用北醫附醫的系統、萬芳醫院的流程，整併到雙和這家全新的醫院，那眞的是一件非常痛苦的事！」

一句話，傳神地還原了當年混亂、複雜的情況。

那段經驗讓人刻骨銘心，因爲，雙和醫院成立時，署立醫院及公立醫院都有一套自己的收費標準，至於私立醫院的自費價，又跟這兩者不太一樣。巧的是，北醫大三家附屬醫院的屬性也都不一樣——雙和是衛生署的署立醫院、萬芳醫院是台北市立醫院、北醫附醫則屬於私立大學的附屬醫院。

收費計價系統截然不同，需要一個曉得健保遊戲規則、對醫療不陌生且又懂點行政工作的人，負責設定整個計價維護系統。因此，那年才從研究所畢業、有過護理經驗背景的黃雅雪，就被分派到醫事室負責這項基礎建設。

不僅如此，醫事室的同仁，更是一個人當好幾個人用，送病歷、到一樓大廳批價櫃台幫忙……，幾乎是什麼事都要做、什麼事都要會做。

人力不足，照理應該補足人力，但雙和醫院開幕營運初期，凡事都要錢，入不敷出，沒有多餘的經費聘人，只能暫時一人當兩人用，維持人力成本的穩定，直到業務量成長到某個程度，才開始加人。

走出去，才知道如何前進

「當時的第一醫療大樓，就像個大型毛胚屋，」黃雅雪記得，除了一樓大廳、掛號批價櫃台、門診、急診、檢查室、開刀房，以及樓上少數病房等處，很多地方的地上都灰濛濛的，有的甚至管線還露在外面，櫃台的電腦也是一團亂，整個狀況都還沒有完全就定位。

但，在邱文達的要求下，開幕第一天就要開始看門診，病房也要開始收住院病人。這是他一貫的風格，凡事先做了再說，而不是等一切都準備好了再來做，因爲，「你不做，就不知道哪裡需要改進。」

更何況，對北醫體系來說，雙和醫院是背負使命的——整合北醫附醫和萬芳醫院的制度，就算再辛苦也要把它做好。

別說「不可能」

就這樣，雙和醫院在幾乎「裸裝」的狀態下開始營運，一個個挑戰接踵而來。開院六個月後的醫院評鑑、一年後的損益兩平……，沒有一件事是輕鬆的。只是，這家全新醫院的所有員工，總是咬緊牙關，根本不知道什麼叫作「不可能的事」。

事實上，邱文達很早就不只一次對院內員工說，不要告訴他不可能，先做再說，而這種做事精神，最後也逐漸內化成爲雙和人獨特的基因。

李飛鵬，是雙和醫院正式開院前的副院長，也是一位典型的雙和人。

當時，擔任北醫大副校長的邱文達在體系內廣徵人才，要求北醫附醫與萬芳醫院都要協助支援人力，且兩家醫院都要派出一位副院長到雙和醫院支援。

李飛鵬身爲北醫附醫教學副院長，再加上他的個性原本就是使命必達，長官叫他去哪裡，他就去哪裡，因此，在邱文達找上他時，就算明知是降薪去接雙和的醫療副院長，他也毫不猶豫地答應了。

不過，到了雙和醫院之後，李飛鵬逐漸明白董事會和學校的想法：「北醫附醫的腹地小，發展有限；萬芳醫院是公辦民營ＯＴ案，每九年就要和台北市政府簽約一次，不確定性高，唯有雙和這個公辦民營ＢＯＴ案的合約長達五十年，加上腹地大，整個量體又夠，未來勢必成爲帶動北醫體系再創高峰的動力。」

其實，接下雙和醫院，北醫體系可以說是在賭一把，做得起來，一帆風順；做不起來，就完了，北醫體系也可能因此而崩塌。

輸不得的賽局

這是一場輸不得的賽局，只能拚命往前衝。

因此，雙和醫院必須盡快達到一定的經濟規模，至少在短期內不再出現虧損、不再仰賴北醫附醫和萬芳醫院的資源挹注，才不至於拖累北醫整個體系。

怎麼做？

李飛鵬認爲，醫院經營不外幾個面向：門診量要大、開刀要多、住院要多、急診要多，但這「一大三多」都需要人力，其中住院就要有住院醫師輪流值班才行，否則白天要看診、開刀的主治醫師遲早會撐不住，絕非長遠之計。

然而，依照台灣醫療法規，唯有具備教學醫院資格，才能招收住院醫師——這也是邱文達非得逼著全院所有員工必須盡快通過醫院評鑑的原因。

雙和醫院做到了。

二〇〇八年七月一日，雙和醫院開幕，當年十月底就要評鑑地區教學醫院。白碧玉記得，當時報名已經截止，他們還跑去送件，一再溝通後才如願參加。最後，雙和在那年的十二月三十日，通過九十七年度新制地區教學醫院評鑑合格，可以招收住院醫師。

此後，雙和醫院一路飛馳，在二〇〇九年八月二十九日，通過JCI國際醫院評鑑；二〇一一年一月一日，從地區醫院升格爲區域醫院，同時取得醫療品質策進會的急性冠心症（ACS）照護品質認證；二〇一六年十月，取得醫學中心評鑑優等，升格為「區域醫院—準醫學中心」；二〇二四年三月一日，正式升格為醫學中心。

住院醫師不可或缺

有了住院醫師後，病房有他們輪流值班，才能應付急診室如潮水般湧來的各類急重症病人，手術後也才有人力去照護病人。換句話說，住院醫師並非萬能，但少了住院醫師，卻是萬萬不能。

李飛鵬以自己長期從事的耳鼻喉科為例，雙和醫院開院時沒有住院醫師，他幾乎無法動刀，因為術後的病人沒人照護；還好，不久之後，有個他當年北醫同班同學的兒子李威翰，願意到雙和醫院耳鼻喉科當住院醫師，才解決這個棘手問題。

但，多了這個生力軍，耳鼻喉科也只有三個人。

在那個幾乎沒有住院醫師的草創時期，不僅李飛鵬和另一位主治醫師黃鈞鼎每兩天各值一次班，就連時任雙和醫院副院長、前衛福部部長的薛瑞元，當時都得加入值班的行列。

當時，薛瑞元是雙和醫院開院婦產科的一把手，他剛從衛福部醫事司司長卸任，回到雙和醫院不久，是院內婦產科唯一的主治醫師，幾乎天天以院爲家；遇到有孕婦要生產時，更是直接待在休息室，方便產房護理人員隨時與他保持聯絡，一旦孕婦會陰開到五指寬，就立刻呼叫他去接生。等待的時間，他就拿書來看，竟然還因此看了不少書。

凡事認真的態度

現任雙和醫院院長程毅君是麻醉科醫師，則是另一個例子。他原本在萬芳醫院服務，北醫大取得雙和經營權後，萬芳立刻設置了近三十個醫療及行政部門副主任，後來創院院長由萬芳院長邱文達轉任，因此大多數醫療科及行政部門主管都選派萬芳的副主管到雙和，並升任主管，他也是其中之一。

開幕前幾個月，程毅君曾到雙和醫院仔細看了一遍，只覺得當時整棟第一醫療大樓就像個工地，很多內部裝潢都還沒做好。不過，接到調任的要求時，他同樣沒有想太多，只覺得不過就是換個環境而已，更何況他在邱文達底下工作了一段時間，相當清楚邱文達凡事認眞的做事態度，就義無反顧跟過來了。

如今，他再回頭看，當年隨著邱文達過來的人，還有高達九成仍留在雙和醫院，只是歷練久了，職銜不同，肩上的責任也不一樣罷了。他認爲，邱文達很有識人眼光，找的都是穩定性高的人，而這些人也與雙和醫院一起成長，從地區醫院、區域醫院、準醫學中心到醫學中心，一起寫下一篇篇精采絕倫的故事。

2

義無反顧的韌性

雙和醫院開院初期，只能以「篳路藍縷、創業維艱」八個字形容，幾乎所有臨床科主任都和基層員工一樣，凡事都必須親力親爲。現任院長程毅君記得，有次晚上在手術室值班，收到一個被送上來開刀的病人，竟然是當時的副院長李飛鵬在急診室值班時，判定需要進一步開刀，才簽字送上來的病人。

這種例子不勝枚舉，也在一個個例子中，一次次看見雙和醫院義無反顧的決心。

絕不輕易轉出急診病人

李飛鵬接任雙和醫院第三任院長後，有天晚上十點多，要離開醫院時，看到前副院長林裕峯從外面走進來，顯然還有事要忙——連已是內科系腎臟科教授的林裕峯都要忙到那麼晚，不難想像，現任教學副院長劉如濟，以及如今升任萬芳醫院院長的劉燦宏等人，全都是一路值班苦過來的。

李飛鵬至今仍印象深刻的是，邱文達一再強調，急診室的病人都不能轉出去；如果非得轉到其他醫院，當週就要寫報告說明原因。

一般來說，醫院急診室醫師若看到相對複雜而難以處理的病人，通常會轉走，但邱文達下達那道命令後，就「逼」著雙和醫院急診醫療團隊必須提升醫療量能。

「再複雜棘手的病人，除非再不轉走就會死在你手上，否則都要收治，」開院初期兼任急診重症醫學部主任的副院長蔡行瀚，必定親自診視急重症病人，把每個病人都收治下來，如果加護病房沒有床位，他也會負責調整到床位。

蔡行瀚解釋，中永和地區人口密度非常高，早年一有急重難症，都得過橋到台北市急救，如今雙和醫院在所有鄉親期盼下設立，邱文達就有一種使命感，認爲雙和必須扛起照護鄉親們的責任，進而建立醫療聲望。

「蔡行瀚那時最常說的一個字，就是『NO』，」黃雅雪記得，任何一位急診室醫師請示他，是否可以把病人轉到其他醫院，他一概擋下，並要求急診室醫療團隊一定要想辦法將病人救回來，否則就失去雙和醫院在中永和地區存在的意義及價值。

在醫院旁買房，隨時待命

就因爲這種「化不可能爲可能」的堅持及勇氣，雙和醫院才能快速通過評鑑與考驗，啟用第二年就成爲衛福部的重度級急救責任醫院。

不過，偶爾還是會有一些意外狀況，讓這群醫師有些哭笑不得。

有一次，邱文達跟李飛鵬說，他和附近的里長聚會時，會有里長提到，某位病人到了雙和醫院急診室後，又轉到新店慈濟醫院耳鼻喉科，真的很奇怪。

李飛鵬聽完，心情跌到谷底。他心想，自己身為副院長，又是耳鼻喉科專科醫師，怎麼可能把病人轉出去？於是立刻詢問當時的急診部主任馬漢平。

「真的不好意思啦！」馬漢平連忙解釋，「那天晚上九點鐘你來一趟急診，半夜十二點多又來了一趟，我們不好意思再把你從家裡叫回來，就把病人轉出去了。」

李飛鵬聽了，一方面生氣、一方面又無奈，後來乾脆在雙和醫院旁邊買了一間房子：「我就住在隔壁，以後你們隨時想叫，就叫。」事實上，除了李飛鵬之外，蔡行瀚也買了一間房子。

其實，這是李飛鵬的做事風格。白碧玉表示，當年他們都笑稱他是「三六五」，也就是一年三百六十五天都能在醫院看到他，就算除夕那天也不例外。

李飛鵬解釋，他會在除夕那天一大早，先到醫院發紅包給辛苦留守的同仁，再開車南下，回嘉義布袋老家吃年夜飯、發紅包，再連夜趕回台北。不過，他笑說：「那時候還年輕，體力好，現在恐怕沒辦法這麼做了。」

第一優先，把事情做好

醫院經營成功的要件很多，其中之一就是要有好的醫師，否則很難有好的醫療服務，病人也不會上門。二〇〇八年時，吳志雄還是北醫附醫的院長，但他除了將教學副院長李飛鵬調到雙和醫院幫忙，也把外科部主任黃銘德外調到雙和，接掌外科部主任。

黃銘德是北醫體系肝臟移植手術第一把好手，北醫附醫前院長陳守誠知道後，就曾問過吳志雄：「爲什麼要把最好的醫師派去雙和醫院？」吳志雄解釋：「雙和才剛開幕，亟需好手幫忙，黃銘德剛好可以穩住那邊的外科部。」

其實，這樣的做法，不僅有助雙和醫院一舉打響名號，也促進了北醫體系的人才流動，像是專攻腸癌外科的魏柏立，就是因爲這樣而受到拔擢，如今已是北醫附醫的醫務副院長。而除了外科，那時的雙和也亟需婦產部主任，在吳志雄和蔡行瀚的努力下，特別從三總邀請婦產部主任賴鴻政加入。

當年，雙和醫院正要發展達文西手術，服務更多外科、泌尿科及婦產科的病人，但當時北醫體系的外科及泌尿科都沒有類似經驗的醫師，唯獨賴鴻政是台灣第一個以達文西機械手臂開婦癌手術的醫師，當然是最佳人選。

建立制度，要求主治醫師須有教職

北醫體系人才流動的另一個例子，是曾任雙和醫院骨科部主任的曾永輝。他從台大醫院退下來後，轉換跑道到北醫附醫服務，之後被調到雙和醫院，建立了一個至今影響深遠的制度，就是要求骨科的每一個主治醫師都要拿到博士學位，並且都要有教職。

「如果在醫學大學附設醫院擔任主治醫師，卻沒有教職，那是對不起你自己！」吳志雄非常認同曾永輝的理念，於是在接下雙和醫院第二任院長職務後，就常在開會時提醒所有主治醫師：「除了當個稱職的醫師，每個人都要有心理準備，做好教學及研究，未來要以做到教授才退休爲目標。」

連結臨床與研究

取得教職的一個管道，是念博士，但在繼續攻讀博士學位的過程中，不能只是天天待在實驗室，而是應該深入了解做研究的方法學，並與從事基礎研究的老師維持良好互動，如果在臨床上遇到難以解決的基礎問題，也能隨時回頭找老師討論，甚至一起合作找出解決問題的方法。

當時，蔡行瀚就同時兼任北醫大傷害防治學研究所所長、雙和副院長兼臨床醫學研究所所長。

「研究只有養實驗老鼠是不夠的，更要有應用這些老鼠的技術，」吳志雄話鋒一轉強調：「Who cares a mouse, we care human.（誰關心老鼠，我們關心的是人。）完成博士學位的進修，就是要學習這些基礎技術，以及廣泛運用在臨床的方法，因爲必須要讓技術連結到臨床應用端，病人才能得到好處。」

這一招，果然厲害。雙和醫院骨科部在臨床及研究都表現亮眼，如今已成爲台灣骨科醫學界的標竿，後來神經外科也跟進，鼓勵所有主治醫師持續進修，取得教職，藉此強化雙和在骨科醫學界的地位。

增設空間，方便就近做研究

不過，臨床醫師都很忙，如果要從位於新北市中和區的雙和醫院回到台北市信義校區做實驗，來回通常要一個半小時左右，太花時間了。因此，吳志雄開始募款，在雙和第一醫療大樓五樓主治醫師辦公室旁，設置一間研究室，方便臨床醫師就近做研究。

後來，第二醫療大樓落成，吳志雄又在裡面蓋了一間癌症專用的研究室，由專攻婦癌的時任副院長賴鴻政率先進駐，從事表皮癌檢驗試劑研究，果眞就在那裡開發出子宮內膜癌甲基化基因檢測試劑，並進一步把研究成果產業化，成立「酷氏基因生物科技」。

接下來，吳志雄又覺得，只有三十坪的胃鏡室太小了，做完胃鏡檢查的病人大都得躺在走廊上的病床等待恢復，既無個人隱私，照護起來也不方便，還有礙觀瞻。

剛好，雙和醫院第一醫療大樓地下一樓有間約一百坪大的圖書館，非常適合改建成胃鏡室。

便利病人，也要便利在地居民

把圖書館改建成胃鏡室，並不代表吳志雄忽略圖書館的重要性；相反地，他十分清楚，擁有設備完善且藏書資料豐富的圖書館，對於雙和醫院晉升醫學中心非常重要。

「但圖書館除了提供院內醫護員工使用，也應該開放給在地居民就近閱覽，」他解釋，「為了讓資源更有效運用，必須把圖書館移到民眾方便前往的地方。」

於是，吳志雄把圖書館遷移到行政大樓，再把舊址改建為胃鏡室，其中三間可做胃鏡檢查，三間可做超音波檢查，另有專屬的恢復室，一舉解決胃鏡室不足、檢查完的病人要躺在走廊等待恢復的問題。

經過一連串的努力，「雙和的研究風氣更加濃厚，且不乏與臨床結合的應用，成爲發展轉譯醫學的最佳場域，」吳志雄自豪地說。

外聘資深名醫，內訓年輕新血

《孟子》有一段話：「天時不如地利，地利不如人和。」雙和醫院成立之初，或許沒有太好的天時或地利，但因爲人和，又回頭創造了自然有利的時機。

在北醫體系盛情邀請下，不少才從三總退下來的知名醫師，例如：臺北神經醫學中心院長蔣永孝、雙和醫院前副院長林裕峯、北醫附醫骨科部運動醫學科醫師李建和等，便在北醫附醫開創事業第二春。

積極延攬人才的努力，在醫院的營運績效開花結果。

吳志雄擔任北醫附醫院長期間，某次董事會開會時，有董事問他，以前北醫附醫不賺錢，「爲什麼你當院長後就賺錢了？」他告訴那位董事：「關鍵在『人』。」

以前，北醫附醫規模不大，找不到人才，主治醫師往往是到其他大醫院求職的應屆總醫師沒被挑上，才到北醫附醫。雖然院方都給他們爲期一年的保證薪水，但一年過後，門診量沒有拉上來，只剩兩、三萬元，通常再待不到幾個月就離開了。

「我盤點了一下，發現與其一年花一百八十萬元找一個待不久的醫師，不如多花點錢，邀請一些有名的醫師加入，」吳志雄舉北醫附醫眼科專任主治醫師何昭德爲例指出，他會是當年眼科國考第一名，也是林口長庚醫院眼科的助理教授，而北醫附醫的門診量也在他加入後，開始明顯增加。

從北醫附醫獲得的寶貴經驗，在吳志雄接任雙和醫院第二任院長時仍持續沿用，堅持好的主治醫師一定要從外面找，但年輕的主治醫師則一定要自己訓練，因此在醫院成立第二年就開始遴選年輕主治醫師出國進修，首批就有四位分別前往英、美等國。

爲什麼是這樣的邏輯？

吳志雄解釋，如果連自己訓練的人都不敢讓他升上主治醫師，代表這家醫院的訓練能力不行。所以，雙和醫院第一年及第二年的主治醫師，都是自己培養上來的，至於那些「大老」級的資深主治醫師，則多半是外聘而來，當知名度高的他們轉到雙和服務，那些老病人也會跟著過來，自然衝高門診量。當年從台大延請骨科曾永輝加入，幾乎每個診都爆滿，就是最好的例子。

成為值得信賴的好醫院

擁有多年醫院經營經驗，吳志雄常形容，醫院可分成兩種：一種是「狗醫院」，一種是「貓醫院」。狗很忠心，只看主人；貓則不看主人，只戀家。

他舉例，長庚醫院就屬於「貓醫院」，病人認同「長庚醫院」這個招牌，只要是長庚的醫師就是好醫師，當然人山人海；反觀以前的北醫附醫，規模小、名氣不大，很多病人都是爲了某個知名醫師才上門，就是「狗醫院」。

至於雙和醫院，「它很可能變成我心目中的『貓醫院』，」吳志雄認爲，雙和提供年輕醫師學習和發展的空間，只要他們肯一路做下去，就有機會成爲病人眼中的好醫師，隨之帶動醫院的發展，成爲民衆心中值得信賴的好醫院。

爲了盡早達到這個目的，雙和醫院啟用後，就透過掃街及走春等活動，與中永和地區的鄉親緊緊融在一起，讓他們知道，雙和是社區的好鄰居，也是他們健康的守護神。

掃街走春，扮演社區的好鄰居

雙和醫院的掃街活動都選在週六中午過後，除了當天有門診的醫護人員，以及必須要值班的工作人員，幾乎全院出動。

當天，邱文達會將副院長、科部主任以及所有員工，全都集合在第一醫療大樓的一樓大廳，每個人穿上印有「雙和醫院」字樣的背心，喊口號誓師後，再分成幾個小隊出發，沿路發送傳單，告訴大家雙和開了哪些門診、有多少知名醫師看診、有哪些特色醫療……

「我們要讓當地民衆知道，雙和醫院開幕了，以後有任何病痛，不必再大老遠過橋，跑到台北市的醫院就診，」白碧玉笑著說，「我們先鎖定中和地區，再慢慢往永和、土城等鄰近地區擴散，最多時曾一次安排十六條路線，幾乎涵蓋整個熱鬧的街區。」很多醫師一輩子沒掃過街，難免害羞不好意思，但一回生兩回熟，愈參與就愈駕輕就熟，一、兩次以後就可以跟民衆談笑風生，毫無違和感。

至於走春，顧名思義就是利用春暖花開的三月天，大家一起到郊外走一走、動一動，而這也是由雙和醫院發動，後來擴大到北醫附醫、萬芳醫院等北醫大附屬醫院的年度盛事之一。

二〇〇九年第一次舉辦時，邱文達認爲有兩百人參加就不錯了，沒想到吸引了一千多位在地鄉親共襄盛舉，把終點站圓通寺擠得水洩不通，大家就在那裡享用中和市市長呂芳煙準備的米粉湯等美味佳餚。

因人潮衆多，第二年改到土城舉辦，依舊吸引滿滿人潮；到了第三年，再改在烘爐地南山福德宮舉辦，最高紀錄曾吸引七千多人報名參加。

用心與鄉親搏感情

如此盛大的場面，白碧玉認爲，前市長呂芳煙功不可沒。每年走春前，呂芳煙都會找她去辦公室，再邀集附近幾個里長過來，說明雙和醫院哪一天要辦走春活動，請里長們多多支持；走春那天，他們還順勢爲那群里長辦了一場另類比賽，比誰號召的人多。在「輸人不輸陣」的競爭心態下，里長們自然卯起來號召里民出來走春。

幾年下來，除了人山人海的盛況外，吳志雄、李飛鵬和白碧玉至今仍心心念念呂芳煙提供的紅龜粿。在三人的回憶中，那是一顆又大又超級好吃的紅龜粿，他們和參加走春的民衆一吃成主顧，也意外成爲再次報名參加活動的動力之一。

如此用心與中永和鄉親搏感情，當然獲得滿滿回報，雙和醫院門診、急診及住院人數節節升高，開院半年就出現當月損益兩平，一年半更創下累計損益兩平的驚人紀錄，把前一年虧損的兩億多元全都補了回來。

做醫療人該做的事

不過，天下沒有永遠一帆風順的事情，這十六年來，雙和醫院也遭遇過幾次困難與挑戰，二〇一九年十二月三十日爆發的新冠肺炎全球大流行，就讓位處防疫暴風圈的雙和醫院飽受衝擊。

突然遭遇那場蔓延全球的百年大疫衝擊，大家都慌了手腳。當衛福部要求大型醫院開設收治確診病人的專責病房時，很多醫院擔心，一旦開了專責病房，一般病人害怕遭到感染而不敢就醫，會影響醫療收入，並未積極配合。

然而，雙和是部立醫院，醫院營收固然重要，但配合照護民眾健康的使命才是醫療人存在的價值。

當時，雙和醫院防疫團隊每天早晨七點會報，連假日也不例外，密集監測疫情狀況，發揮調度資源的高度彈性，在疫情最嚴竣的時刻，最高紀錄幾乎把雙和一半的急性病床及加護病房，全都改爲收治新冠肺炎確診病人的專責病房，曾是全國收治最多確診重症病人的醫院之一。

打贏一場漂亮的仗

當時，全國只有很少數醫院肯這麼做，雙和醫院無疑是把國人健康及生命擺在第一位，帶頭往前衝。

不僅如此，新冠肺炎大流行期間，全球有一陣子都缺核酸（PCR）檢驗試劑，各項物資的採購成本飆升，但收入卻因疫情受限，單月損益表出來，虧損了幾千萬元，這個數字令人不敢置信，甚至有人要問：「如果疫情持續延燒下去，恐怕連醫護員工的薪水都可能發不出來，到時候該怎麼辦？」

茲事體大，雙和醫院請示北醫大董事長及校方，時任董事長張文昌說了一句「Go

ahead!」（就去做該做的事情吧！）讓雙和團隊深受感動，咬緊牙關繼續照護一個又一個送進雙和醫院的確診病人。

後來證明，雙和醫院全心投入，配合政府各部門的統籌調處，守住民衆健康的最後一道底線。雙和還派遣感控專業醫師前往友邦國家，親自傳授防疫經驗，不僅幫台灣打贏一場勝仗，更透過醫療硬實力，增加台灣的國際知名度。

此外，有鑑於環境變遷快速，在各樣態災難發生時，維持醫療體系運作是最重要的事情，因此，雙和醫院更積極通過行政院國土安全辦公室演習訪評，成爲榮獲國家關鍵基礎設施醫院金獎的醫院，時任院長吳麥斯獲選爲最優秀指揮官。且在秉持醫療人的使命下，深化成爲國人心目中最值得信賴的醫院，繼續肩負民衆健康守護者的重責大任。

找到自己真正的價值

在疫情最嚴峻的那兩年多時間裡，雙和醫院很多員工幾乎是拋家棄子守在崗位上，因爲擔心醫院爲高風險環境，染疫會連累家人，所以連家也不敢回，那種沒日沒夜的身心煎熬，一般民衆很難體會。雙和的員工都曾問過自己很多次，如果再來一次，還會做同樣的選擇嗎？

雙和團隊會給出的答案，是肯定的，在整個過程中，都已經將使命給內化了。他們明白雙和醫院不是爲了營利這件事情存在，而是有更重要的使命，經過新冠肺炎全球大流行的洗禮，也才讓他們更清晰地找到自己眞正的價值。

源自雙和的使命及價值，延伸出許多美麗又動人的故事。

雙和醫院特殊需求者口腔照顧中心是個非常獨特的存在，負責照顧的對象，包括：先天性疾病、發展遲緩及學習障礙、語言障礙、智能障礙、血液疾病、頑性癲癇、多重障礙、顏面損傷、失智症等病人，甚至連看牙恐慌者和高齡病人都納入，因爲他們不易配合醫療作業，常被一般牙科拒於門外，只能含著一口爛牙辛苦過日子。

看到他們的痛苦，也感受到他們遭常規醫療體系拋棄的無奈，雙和醫院於二〇〇八年開院時，率先成立這個中心，卻連續虧損了八年。不過基於使命，雙和沒有因爲虧損而放棄，因爲他們知道，先行者總是比較孤單，但只要能夠撐得下去，一定會被人看見。

果然，隨著邱文達、陳時中和薛瑞元等北醫出身的人出任衛福部部長，發現雙和醫院特殊需求者口腔照顧中心的服務量其實相當大，代表有這項需求的特殊口腔病人很多，開始鼓勵其他醫療機構也提供類似服務，分別在全台各地設置示範中心，讓特殊需求病人找到希望，如今已有其他醫院陸續加入。

補足失智照護的醫療需求

失智者照顧也是基於相同理念而生。

雙和醫院開院後，就一直在做病人需求調查，十六年來從不間斷，結果發現，整個社區老化之後，失智症照護醫療連續需求是很多家庭的痛，尤其是急性期的住院收治資源欠缺，因此雙和義無反顧地成立失智症中心。

基於擔心，大多數家屬都不敢讓罹患失智症的長者出門，怕他們一出去就回不來，但讓他們整天待在家又會把家裡搞得一團亂。問題是，若要把失智症長者送去住院，有收容條件的限制，就算想送安養院也未必進得去，在在讓照顧的家屬筋疲力竭。

從無數家屬的痛苦經驗中，雙和醫院發現，原來那一段醫療是缺空的，於是開了一個專屬病房，收治急性期的失智症病人。因此，雙和就是要把那一段醫療補起來，回應社區民衆眞實的醫療需求。

一手創立雙和醫院失智症中心的北醫大醫學院院長胡朝榮表示，失智症可分照護、研究和教育三大區塊，缺一不可；其中，照護又是最重要的一環，因爲長久以來，醫療現場一直沒能有效解決失智症這個問題，造成家屬極大的負擔。

走在失智治療最前線

雙和醫院看到這個問題的急迫性，率先成立失智症中心，並開設專責病房，收治許多急重症與困難的病人，成爲教育及研究的最佳場域，可以教育醫療人員及家屬，如何照護失智症病人。

此外，雙和醫院也與國家衛生研究院、國際藥廠及智慧照護產業界合作，透過智慧介入模式、失智症病人認知訓練等做法，提高照護品質，延緩失智症惡化。

「隨著人口老化，失智症現在是門顯學，」胡朝榮表示，有了失智症中心和專責病房，也有經驗豐富的醫療照護團隊，雙和醫院已走在失智症醫療最前線，從而能有更多資源去邀請國際級大師在線上演講，提升台灣失智症照顧及研究水準。

3

扎實的基礎建設

二〇〇四年三月八日，時任北醫大董事長吳成文與衛生署署長陳建仁簽約，台灣首例公家醫院BOT案正式啟動。

四年後，二〇〇八年七月一日，雙和醫院落成啟用，中永和地區八十幾萬民眾期盼了數十年的夢，終於實現。

同年十一月十四日，由時任雙和醫院副院長蔡行瀚負責的衛生署空中轉診審核中心，在雙和舉辦空中緊急醫療轉診演習及研討會，模擬從離島馬祖，以直升機緊急後送急重症病人到雙和就醫的標準作業流程，又讓離島居民面對緊急醫療需求時，不再有求助無門的悲哀。

空中的媽祖婆

那天，救護直升機降落在雙和醫院第一醫療大樓十四樓屋頂陽台的停機坪，這是當時台北縣最新且唯一的醫療用停機坪，對離島急重症病人來說，這種空中緊急救護系統就像「空中的媽祖婆」，是他們救命的最大依靠。

雙和醫院團隊曾多次到馬祖拜會連江縣政府，當地衛生局局長多次提到，馬祖鄉親出現急重症時，都只能搭救護直升機到松山機場，再由救護車就近轉送到三總或三總松山分院，但搬運及轉送過程難免有風險，讓他們這些離島居民不太有安全感。

還好，空中緊急醫療系統建立了。

負責空中轉診審核中心運作的蔡行瀚指出，衛生署在二〇〇二年成立全國空中緊急醫療救護諮詢中心（空中轉診審核中心前身），他與同仁在幾乎是每天二十四小時全年無休的狀況下，受理全國離島及偏遠地區空中轉診申請、諮詢、審核及協調作業，目前已成功空中轉送六千多位急重症病人，並獲得「國家醫療品質獎」、「國家新創獎」、「國家搜救有功人員獎」、醫策會「特色中心獎」、國家生技醫療產業策進會「國家新創精進獎」等多項大獎肯定。

運用遠距視訊同步處理空中轉診

如今，雙和醫院有了停機坪，救護直升機在頂樓降落後，早已待命的醫護人員可火速將病人連擔架床一起推進電梯，直接送到一樓急診室；如果狀況緊急，就直接轉送加護病房加強照護，或是直接推進開刀房緊急手術。

甚至，蔡行瀚指出，隨著科技進步，轉送過程中還可運用遠距視訊系統，同步處理空中轉診案件，把急重症病人轉送到最合適救治的醫院。

「我們有忠實履約的義務及責任，」曾擔任雙和醫院第三任院長的北醫大董事李飛鵬表示，在空中緊急醫療漸上軌道後，雙和接下來的任務，是要如期興建院區的三棟大樓──第二醫療大樓、雙和B基地的教研大樓及生醫大樓。

沒想到，這件事讓當時的院長吳志雄焦慮了好幾天。

打造員工安居的環境

原來，第二醫療大樓除了擴大雙和醫院門診診次及病房數，同時規劃產後護理之家和長期慢性照護病房，但爲了方便護理人員就近上、下班，院方將部分尚未啟用的樓層規劃爲他們的宿舍，並在大樓蓋好之前，先在醫院附近的社區租了宿舍，做爲暫時的棲身之所。

但，計畫趕不上變化。第二醫療大樓遲遲未能拿到使用執照，而在附近社區租用的宿舍，契約只到二〇一四年六月底。

眼看租約到期日一天天逼近，焦慮、緊張、思考各種應變措施……，吳志雄十分擔心：「若是無法如期取得使用執照，一大群護理人員就要睡馬路了！」

這當然只是句玩笑話。

後來，在時任新北市副市長李四川的大力協助下，終於趕在附近社區宿舍租約到期的前一刻，拿到第二醫療大樓的使用執照，護理人員也在隔天火速搬進院內的宿舍。雖然有些護理人員忍不住抱怨，第二醫療大樓的宿舍還有一些油漆味，但至少已然完工，吳志雄總算鬆了一口氣。

新北市首家綠建築醫院

二〇一四年七月一日，雙和醫院舉行六週年院慶，第二醫療大樓也在當天正式啟用，總病床數增加到一千五百七十四床，一舉躍升為新北市最大的醫院之一。

自從北醫大取得雙和的最優申請人資格以來，就以最嚴謹的態度興建這家備受矚目的公辦民營BOT案，也因此屢屢獲得政府部門頒獎肯定。

譬如，為了提升建築產業對環境的貢獻，讓國人有更優質、舒適及健康的居住環境，內政部於一九九九年研訂完成綠建築評估系統，建立「綠建築標章」制度，並在二〇〇一年核定綠建築推動方案，由政府部門帶頭做起，積極推行以節能環保為導向的綠建築。

這個方案涵蓋七大指標系統，包括：綠化、基地保水、水資源、日常節能、二氧化碳減量、汙水垃圾改善，以及環境評估，建築物必須經過內政部建築研究所指定機構審核，且至少通過水資源、日常節能等兩項指標，才能取得候選綠建築標章，而雙和醫院的第一、第二醫療大樓，在二〇〇九年、二〇一三年，便分別取得綠建築標章，成為新北市首家綠建築醫院。

不過，這些成果更重要的意義，其實蘊藏在那許多獎項背後。

以雙和醫院第二醫療大樓爲例，它的興建工程在各項環評承諾執行績效，都有不錯的表現。

例如：設置太陽能板、雨水回收、省水馬桶、植栽綠化等，並提供十一條路線接駁車、設置電動機車充電站供免費使用……，諸如此類的成果，也讓時任院長吳志雄自豪期許，希望全院員工秉持這種超高標準，提供在地民衆最親切且優質的服務，成爲社區的好鄰居。

激發創意的自由空間

除了硬實力之外，坐落在雙和校區教研大樓的「幸福空間」，則是另外一種軟實力的展現。

當年，時任北醫大校長林建煌發現校園空間嚴重不足，許多老師的研究室相當局促，有時連轉身都有困難，更別說與來訪者好好討論事情。

於是，他把位於信義校區醫學綜合大樓後棟十六樓的宴會廳重新改裝，打造成一個明亮舒適的開放空間，讓北醫體系的老師、教職員及醫師，都能在裡面享受悠閒的時光，或是天南地北聊聊天，甚至激起研發的靈感與創意。

果然，自從打造全新的幸福空間後，林建煌發現，校園內的氣氛變得更加活潑熱絡，整體研發風氣也提升不少。

在雙和校區成立後，同樣也比照辦理，在教研大樓九樓設置一間更寬敞的幸福空間，好讓更多教職員工及醫事人員可以充分利用。

之所以提供這樣的貼心設計，林建煌說明，醫院裡面大部分是醫療空間，不容易找到能讓人靜下心的地方，而近百坪的幸福空間，不僅寬敞，又有輕食、飲料，也有雜誌、期刊，還會不經意遇到其他醫師或老師，大家坐下來聊天，說不定合作的點子就出來了。

當然，如果想要有更安靜的環境，還有圖書館這個選擇。在那個幾乎沒有聲音，靜到有點空寂的地方，可以專心地閱讀、寫點近來構思的東西，或是想些事情，讓自己有更多的可能性。

強化合作，建構醫療生態系

二〇二三年六月一日，北醫大舉辦雙和校區啟用暨六十三週年校慶典禮，時任副總統賴清德等貴賓均到場致賀。

醫師出身的賴清德致詞指出，雙和生醫園區啟用後，除了結合雙和醫院的臨床資源外，更將透過交通運輸的整體規劃，串連新北市中和灰磘產業專用區、南港國家生技研究園區，以及新竹生物醫學園區和新竹科學園區等生技產業聚落，形成一條生技廊道，引領台灣生醫產業的蓬勃發展。

對此，北醫大董事長陳瑞杰也期勉，北醫體系應秉持「培育兼具人文關懷、創新能力及國際視野的醫療生技人才」的教育理念，持續追求卓越永續，發展北醫體系的社會影響力，開啟新的里程碑。

展望未來，陳瑞杰認爲，隨著雙和校區的教研大樓與生醫大樓落成啟用，雙和將成爲一個從研究、醫療到產業的完整醫療生態體系，基礎的連結都已到位。

今後要努力的是，如何強化相互之間的合作機制，不斷發想出一些點子，接著將這些點子實體化並凝聚成資源，再把這些資源投注到後續的發展，形成良性循環，就成爲相當重要的工作。

4

以病人為師，推動內部創新

「有時候，病人是我們最好的老師……」雙和醫院教學副院長劉如濟相信，病人和疾病朝夕相處，非常清楚疾病對身體的影響，也深知他們最需要哪些協助，因此，如果能以病人爲師，多了解他們的需求，就有機會找出改善疾病的方法，不僅幫到這些病人，也可推動醫療進步。

翻身床墊，就是最好的例子。

劉如濟表示，雙和醫院護理之家收治不少長期臥床的慢性病人，護理人員要定期幫他們翻身拍背，免得痰液大量積蓄肺部而危及生命。

提升照護品質，開發翻身床墊

然而，每次翻身，要翻到多少角度才能達到最好的效果，並沒有標準，只能仰賴護理人員的經驗，邊做邊調整，不僅造成照護上的困擾，也增加照護人員的負荷。

雙和醫院護理之家護理長陳雅如相當清楚這個問題，就以自己長期累積的照護經驗，再經過不斷臨床實務測試，設計出一款全新的翻身床墊，只需要一位護理人員，就可以輕鬆完成翻身、拍背等工作，節省照護人力，也降低護理人員及照護服務員的工作負擔。

陳雅如從臨床實務上看出問題，再從中得到靈感，最後設計出翻身床墊這個相當好用的醫療輔具，大幅改變長期照護的傳統做法。日本一家頗具規模的照護機構組團到雙和醫院參訪時，就相當欣賞這個翻身床墊的實用性，還打算引進日本。

照顧母嬰身心，設計安全哺乳枕

這種以病人爲師，從臨床照護經驗中找到靈感，進而開發出醫療輔具及用品的例子還不少。另一個被雙和醫院員工津津樂道的例子，是安全哺乳枕。

婦產科護理人員天天和新手媽媽在一起，發現她們經常在哺餵小寶寶後，整個人幾乎累翻了。除了經驗不足、不懂得哺餵要領而手忙腳亂外，另一個原因，是小寶寶經常莫名其妙嚎啕大哭，讓她們身心俱疲。

護理人員擔心，這些累到不行的新手媽媽，如果一不小心讓小寶寶從手臂上滑下來，撞到桌角、椅角，甚至直接撞到地面，後果可能相當嚴重。

看多了新手媽媽的手忙腳亂，切身感受到她們的徬徨無助，產房護理長周如芬就帶領護理團隊開始發想，終於設計出一款相當實用的安全哺乳枕。

雙和校區的「生態系」模式，也在此時發揮了作用。

北醫大醫學工程學院從台北市信義校區，搬遷到雙和校區的教研大樓與生醫大樓，產房護理團隊和醫院相關單位便迅速反應，請醫工學院的師生提供專業意見，並協助製作出原型款的安全哺乳枕，同時申請專利，爲商品化鋪路。

從學校到產業，開展全面合作

雙和校區既有來自醫院的臨床經驗，又有生技產業人才可以把創新點子轉化爲醫材或醫療照護技術，「這是我們的優勢，在醫療場域治療病人時，可以讓他們有更好的預後，這是再好不過的合作模式，」劉如濟開心地說。

他強調，這種從臨床到產業的全面合作，以前台灣很少見，但近來台灣高科技產業在全球發光發熱，專業醫療人才濟濟，再加上資通訊（ICT）產業也漸漸把目光聚焦在生技醫療領域，更讓生醫產業有機會再上層樓，成爲下一個「護國神山」。

「目前台灣生醫產業的發展模式，有點類似當年美國史丹佛大學與矽谷合作的模式，」劉如濟長期觀察發現，自從政府大力推動生醫產業政策，大學、研究機構與資通訊產業合作的情況逐漸增加，如今已成爲主流趨勢。

借鏡國際一流學府

雙和醫院研發副院長陳志華，之前曾擔任北醫大醫工學院院長，非常清楚從創意發想到設計出醫療器材或治療方法，最後再商品化運用到臨床場域的全部流程，他強調：「在整個過程中，必須要有人系統性地介入。」對從事基礎研究或在醫療第一線工作的醫護人員來說，專利申請、產業布局等事務，都太專業也太複雜了，需要學校大力協助，而北醫大率先在國內成立事業發展處，就是在協助處理這些事情。

事實上，美國史丹佛大學、麻省理工學院及凱斯西儲大學（CWRU）等世界知名大學，都有相當豐富的經驗，他們甚至在更早期的時候就開始提供必要協助，譬如，開設相關課程，訓練這些從事基礎研究的老師或是醫護人員，把點子具體化，或是將這些研發的醫療器材或治療方法商品化，成爲能夠賺錢、又可幫助病人的醫療相關產品。

經過這幾年來的不斷宣導及實務操作，北醫體系已有數十位老師具有這種從點子發想到產品化的全方位思維；至於整天在醫療現場打拚的醫護人員，有這種想法的人數更多。此時，事業發展處便會針對這些內部創新的成果，協助申請專利、尋找廠商做出原型產品，甚至做到技術移轉。

持續創新，讓醫療更進步

「醫學如果要不斷進步，就要有更創新的作爲，否則所有事情就會停留在原來的方法和治療，無法突破，也沒有發展性，」劉如濟語重心長地說。

正因如此，他指出，在北醫大的學校教育中，會不斷教育學生要持續創新、要有多元思維模式，並從實際操作中學習。比如，直接到病房觀察病人的情況、了解他們面臨的問題，再從中找尋解決的方法，而這也是「病人是我們最好的老師」的道理。

「一直走同樣的路，永遠到不了新的地方，」劉如濟認爲，如果還是採行以教室爲主要場域的傳統醫學教育模式，學生只會學到課本上的知識，永遠追不上時代進步的腳步，也不會開創出史丹佛大學與矽谷結合的成功經驗。

營造環境，加強交流

爲了促成從研究、臨床到產業的橫向連結，北醫大規劃了許多配套措施，譬如，北醫大的醫學工程學院、醫學科技學院、人文暨社會科學院、管理學院及公共衛生學院等五個學院，搬遷到雙和校區後，這些學院的院長就定期與雙和醫院院長程毅君聚會，大家交換意見，並從中尋找合作的可能。

此外，跨過圓通路，從雙和醫院第二醫療大樓二樓連接到雙和校區教研大樓三樓的空橋，在二〇二四年夏季完工，從事臨床醫療的醫師和基礎研究的老師們，隨時可以走到對方的研究室，或約在教研大樓的「幸福空間」，邊喝咖啡，邊聊些工作狀況，或許就能在不經意間擦出火花，發想出可以進一步合作的點子。

「五全」照護，安頓病人身心靈

在不斷發展的過程中，雙和醫院體認到，人力資源是最關鍵的因素，因此非常鼓勵年輕醫師出國進修，學習最新的醫療技術，或是攻讀學位。

劉如濟以器官移植爲例指出，這是雙和醫院乃至整個北醫體系全力發展的領域，加上勸募的器官愈來愈多，「如果能透過更新、更好的醫療技術，讓更多等待器官移植的瀕死重症病人繼續活下去，那將是再好不過的事。」

爲了提升醫療品質，雙和醫院更進一步推出全院的全人教育研究計畫，其中非但將所有同仁悉數納入，並且豐富了「全人」的定義——除了疾病之外，包含病人的身心靈，以及他接下來可能遇到的家庭問題、跟社區之間的問題等，也都應該包含在醫療的整體考量之內。

以前醫療現場在提供醫療服務時，往往只想到這個病人罹患的是什麼病，而忽略了他其實也是個人，有自己的想法，也有自己的感受，且罹病後除了自己會受到強大的衝擊，他的家庭也會遭到波及。因此，雙和醫院提出「五全」的概念，包括：全人、全家、全隊、全社區和全程。

其中，「全人」是把病人當成一個完整的人，提供最好的醫療服務；「全家」是指除了照顧病人的身心靈，也要顧及他的家庭，評估有沒有需要留意或協助的地方；「全隊」是指病人罹患的可能不只一種疾病，而是多重疾病，因此要考量他需要的醫療項目，並透過醫療團隊，提供最合適的醫療服務。

「全社區」是指有些病人回家後，可能還需要後續照護，包括：長照或所謂的急性後期照護（PAC）等，都需要醫護人員走進社區才能完成。所謂急性後期照護，指的是替代醫學中心持續住院的治療方案，讓病人在接受急性疾病治療後，依然能接受適當的照顧，及早回復較佳的自主能力及健康狀況。

至於「全程」，則是指有些病人的疾病逐漸進入慢性化階段，甚至器官功能已明顯衰退，像是心臟衰竭或是癌症末期，在現有醫療幫助有限的情況下，可能需要安排安寧緩和醫療，這整個過程都需要有人全力協助。

開始改變，才可能看見成果

在「五全」的全方位照護下，病人的身心靈都可以得到很好的安頓。爲了讓這個計畫執行得更加完善，只要院內醫護員工提出與這個議題有關的教育模式或研究計畫，雙和醫院都會全力配合，並給予經費支持，比如，一年提供十個計畫、每個計畫二十萬元至三十萬元的經費補助。

確實，方法變了，成果也跟著改變。

這些團隊不再像過去一般，僅以醫療的角度去研究細胞或疾病，而是從五全的面向去發想照護的創新方法，也因此可能研發出更符合病人需求的產品或做法。

有點子，就要積極圓夢

爲了讓未來的醫護或醫事人員能夠對病人的境況更能感同身受，北醫大開發出可體驗病人痛苦經驗的虛擬實境（VR）裝置，譬如，讓學生體驗巴金森氏症病人肢體僵硬、行動緩慢的種種不便，讓他們知道那些病人居家時可能遭遇到的困難，才能以同理心去照護他們。

另外，有些團隊會透過人工智慧（AI）的機器學習模式，大量讀取臨床數據，針對某種疾病設計出全新的運算程式，未來若與資通訊產業結合，也許可開發出另一種遠距醫療的工具。

比如說，雙和醫院已與連江縣政府合作，當地若有心臟不適的病人，可由當地衛生所醫師先做超音波或心電圖檢查，這套AI醫療輔助系統就會提醒他接下來該做哪些處置；如果仍有疑慮，則可再透過視訊，與雙和的專科醫師討論。

「只要你有好的點子，就一定要積極去圓夢，」劉如濟經常鼓勵院內醫護人員或實習學生，當醫師或護理人員一次只能照護一個病人，如果能把點子轉變爲創新的療法或醫療器材，全世界都會使用，幫助的是千千萬萬個病人，他笑著說：「到了那麼一天，就可以很驕傲地跟孫子說，這是你阿公發明的。」

醫學永遠不停地進步，腦袋也要跟著進步，有好的創意，不妨想辦法讓它成眞，造福更多人。

5

規劃創新方案配套，讓點子變種子

「企業的生存之道，在於如何讓創新於企業內存活。」（The way we are going to survive is to innovate our way out of this.）這是蘋果電腦創辦人賈伯斯說過的一句話，也是雙和醫院研發副院長陳志華在二〇二三年六月一日當天，與全院員工共勉的一句話。

二〇二三年六月一日，是個對雙和醫院意義重大的日子。

那天，北醫大雙和校區的教研大樓及生醫大樓落成啟用，高達兩萬多坪的樓地板面積，不僅讓北醫大的室內空間擴大一倍，更形成了全國唯一，結合醫學大學、醫學中心、生醫產業「三位一體」的生醫園區，也讓北醫體系有機會躋身台灣生醫科技發展的重要基地。

設定目標，朝智慧醫院邁進

「從那天開始，雙和醫院將走上一條創新之路，成為一家真正的智慧醫院，」陳志華強調，醫院如果要走創新這條路，就必須具備智慧醫材、精準健康、智慧醫療等三個要件，才能成為眞正的智慧醫院，而其中又以「智慧醫療」最為關鍵。

他補充指出，智慧醫療必須以病人為中心，結合生技醫療（BIO）與資通訊，並透過AI、區塊鏈、雲端、數據和5G，再利用穿戴裝置的遠距醫療模式，提供健康數據，達到隨時監測和精準診斷的最終目的。

而在朝向這等架構發展的過程中，雙和醫院將以美國梅約診所（Mayo Clinic）做爲學習標竿。

以第一名為標竿

梅約診所，這家一八六四年在美國明尼蘇達州羅徹斯特鎮成立的醫療機構，雖名爲診所，卻是全球數一數二的醫學中心，二〇二一年《新聞週刊》（*Newsweek*）評爲智慧醫院全球第一名，每年產出五百項發明及一百件專利，其中四七%的專利已進入商業化應用。

細數梅約診所創新創業的元素，有創新實驗室（Idea Lab）、孵化器、加速器，以及新創中心；近年來，北醫體系也分別設立類似的機制，包括：北醫生醫設計創新中心（TMU Biodesign Center）、北醫商品化規劃中心（TMU SPARK）、北醫生醫加速器（TMU BioMed Accelerator），以及雙和生醫園區的新創中心。

依照北醫的規劃，未來，在雙和生醫園區，將可透過北醫生醫設計創新中心、北醫商品化規劃中心、北醫生醫加速器及產業鏈結等機制，全力朝醫療創新、臨床驗證、成果商品化、共同研發和成立衍生新創公司等目標努力，達到國際行銷、市場拓展和醫學創新的效果，眞正讓夢想變成創新。

換句話說，要讓點子變種子，「配套措施相當重要，否則就算拿了一大堆國家新創獎，接下來卻無以爲繼，那也只不過是放個煙火而已，」陳志華說。

加強多元鏈結

經過多年的努力，在新創事業方面，雙和醫院果然交出了一張堪稱亮麗的成績單，舉凡器官晶片平台、智慧呼吸訓練、智慧睡眠偵測、AI心臟衰竭監測、子宮內膜癌篩檢及胚胎著床預測、定量採血裝置、安全哺乳枕、智慧止血扣……，多項研發成果，不一而足。

以北醫大副校長李岡遠的器官晶片平台爲例，它是透過肺癌仿生晶片，篩選出適合免疫治療的藥物，讓肺癌病人可以盡快得到最適合的治療。

又譬如，雙和醫院教學副院長劉如濟的ＡＩ心臟衰竭監測，是一套居家風險預測系統，如果病人出院後配戴這套穿戴式裝置，就可以自動上傳生理資料到雲端，再由醫院的個案管理師及醫師進行判讀，並在線上提供健康諮詢服務，若有必要再安排回院檢查或治療。

至於和外部產業機構的鏈結，同樣也相當的多元，包括：與緯創合作的睡眠監測、與台達合作的消毒滅菌、與羅氏大藥廠合作的藥事流程、與美思科技合作的智慧防跌、與共信醫藥合作的癌症新藥、與華碩合作的遠距監測、與麗臺科技合作的遠距醫療，以及與長春藤、向榮、鑫品、三顧、樂伽、日生、光麗、宣捷等多家生技公司合作的細胞治療……

「雙和醫院與這些生技公司的合作，都是由專業團隊負責，提供從合作研發、場域驗證到臨床落地單一窗口的全方位全程服務，將成爲台灣創新創業發展的典範，以及產業鏈結標竿，」陳志華自信地說。

建構生醫生態系

爲了深化與產業鏈結的成果，位於雙和校區的生醫大樓，便扮演著產業基地的角色。經過縝密規劃，裡面有生技公司、育成中心，還有新創公司辦公室、小型實驗室，讓新創公司能有落腳發展的場域。

再加上，北醫大將事業發展處、研發處、數據處，以及雙和醫院研發部等，全都搬遷到同一座大樓，就近提供必要協助，形成完整的生醫產業生態系，目前已有SGS、麗臺科技、智合精準醫療科技，以及麗瑞嘉等公司，簽約進駐雙和生醫園區。

SGS，是專門提供測試、檢驗及認證服務的跨國集團，將與北醫體系合作，進行化妝品的各項評估作業。

陳志華解釋，以前的化妝品評估測試，都是經由動物實驗完成，但在逐漸重視動物權益的今天，逐漸改以人體試驗取代，而雙和醫院皮膚科主任、哈佛大學癌生物學博士李婉若正是這方面的專家，SGS也因此選擇雙和醫院做爲合作對象。

麗臺科技，是全球知名的電腦及智慧醫療研發製造商，也是輝達（NVIDIA）的長期合作夥伴，他們與劉如濟領導的研究團隊合作，開發出一套心臟功能監測系統，配戴在心臟衰竭等病人身上，病人出院後仍可自動監測他們的各項心臟功能數據，透過雲端上傳到雙和醫院的監測中心，再由醫護人員監控判讀，以便做出最好的處置。

智合，是北醫大前副校長、中央研究院院士劉昉所成立，目前爲力晶集團關係企業。該公司運用免疫分子技術，研發癌症治療藥物及治療性抗體或疫苗，也做癌症基因檢測，以及將創新藥品推展到臨床藥效的概念性驗證。

麗瑞嘉生技，主要營業內容是保養品生產、研發及銷售，同時整併生活美容、醫學美容、再生醫學三大版圖，以大健康生活村概念做國際化布局。

這些生技公司，都落腳在雙和校區生醫大樓的十二樓至十六樓。每層樓都有五百坪的超大空間，總共兩千五百坪；如果以每家公司兩百坪至三百坪的租用空間計算，約可容納十家公司進駐，可設置研究室及實驗室，也可視實際需求，規劃成生產基地。

育成中心蓄積能量

至於位在雙和校區生醫大樓九樓的創新育成中心，北醫大事業發展處將它規劃成多間面積較小的辦公室，另附有小型實驗室，提供北醫體系衍生新創公司及校外公司運用；此外，還有動物中心及共同儀器中心，方便這些公司及北醫體系所有研究人員就近使用。

「我們不僅要提供『醫院到家』（H2H）的服務，更要打造『醫院就在家裡』（HaH）的模式，提供病人最快速、最適合的醫療服務，」陳志華強調，雙和醫院晉升為醫學中心，代表它承載了更多照護中永和鄉親健康的責任，有必要全力發展精準醫療及智慧醫院，打造從醫院到個人的精準照護網絡。

但他進一步談到：「與資通訊大廠或是生技公司合作，在開發新藥、醫材、檢測及

AI等項目，都會變得比較簡單可行，但我還是希望，未來這些生醫產品都由北醫體系自己研發出來，才稱得上是創新，儘管這相對也是條充滿挑戰的艱辛路途。」

然而，為了長遠著想，再辛苦的路，也要繼續走下去，問題在於如何走得步履堅穩，乃至成功抵達目的地。「最重要的是，必須改變固有思維與做法，」陳志華指出，必須從改變「B」和「P」著手。

從「B」與「P」開始改變

第一個要改變的「B」，是指北醫大及附屬醫院長期以來都是採取「從實驗檯（bench）到病床（bedside）」的做法，也就是先做出實驗結果，再把它運用到臨床治療；現在，則是要再加上「商業模式」（business），也就是除了要考量臨床醫療的實用性，還要考量它的商業性。

另一個要改變的「P」，指的是以往從事基礎研究的教授或醫師，大多只從寫論文

（paper）做到申請計畫（project）——只要論文寫得好，就有機會升等；若拿到計畫，尤其是國家型計畫，有更多經費做進一步研究，升等機會又會更高。但這些顯然已無法因應未來急遽改變的世界，除了寫論文、拿計畫，還要再加上「利潤」（profit）的觀念。

這樣會不會太市儈？

不管是從實驗檯到病床、再到商業模式的「BBB」，或是從寫論文到申請計畫、再到利潤觀念的「PPP」，都與「錢」脫不了關係，或許難免有人對此提出質疑。然而，在競爭激烈的現實環境下，有錢雖不是萬能，沒錢卻是萬萬不能，勢必要把「商業模式」和「利潤」納入考量。

結合大學，發展生醫產業聚落

「希望有一天，更多北醫大教授會像哈佛大學教授一樣，名片上同時印著某某公司創辦人的頭銜，」任內積極推動這些創新做法的北醫大前校長林建煌強調，許多國際知名的生醫產業聚落，都是以大學爲中心而發展出來，美國矽谷就是以史丹佛大學與加州大學柏克萊分校等大學爲中心，所發展出來的典型案例。

「北醫大是以史丹佛大學與矽谷的產學合作爲學習標竿，」他說，「我們希望北醫大持續朝創新型大學邁進，未來有一天成爲台灣生醫聚落發展的重鎮。」

不可諱言，這個過程並非一蹴可幾，而是需要系統性地介入才能成功。所以，「在寫論文或申請計畫的階段，就要開始著手布局專利，甚至思考取得專利後，還要繼續做哪些事，」陳志華鄭重提醒，美國的凱斯西儲大學、史丹佛大學和麻省理工學院等知名大學，通常都在很前面的階段就開始介入，協助老師處理一些產業上的專業問題，甚至開班訓練那些老師，好讓他們未來進軍產業時，可以輕鬆面對所有挑戰。

走好新創的最後一哩路

這個概念，北醫大也領悟到了。

目前，北醫大係由事業發展處負責，協助正在做基礎研究的老師，或在第一線工作的醫護人員，把研究成果或點子商品化，因爲一旦有了產品、取得國家的認證，代表這些產品可以臨床使用，但接下來要怎麼做？那些產品要在哪裡用？都將面臨一連串待釐清的問題。

要把發想的點子變成實用的產品，對一輩子待在醫療現場的醫師或護理人員，並不是件容易的事，更何況接下來還有申請專利、製作原型產品、將商品技轉或找到合適的銷售通路……，無一不是如同過五關、斬六將般的重重考驗。

提供配套，將創意落實為產品

「雙和醫院可以提供協助，」陳志華表示，像是申請專利的費用，就是由院方支付，「雖然這並不是筆很大的錢，但往往會讓醫護人員不敢繼續走下去，很多好不容易從發想變成實際產品的創意就因此半途夭折，相當可惜。」

有了專人協助處理，這些問題便有機會迎刃而解。雙和醫院產房護理長周如芬與護理團隊研發的安全哺乳枕，已成功技轉給廠商，並在雙和第一醫療大樓地下一樓的商店街等處販售，技轉金及販售所得的分潤，再依比率分給發明人，以及參與其中的護理部、雙和及北醫大事業發展處；至於護理之家護理長陳雅如研發的翻身墊，也比照辦理，且已成功技轉出去。

發明風潮興起

若是更大的發明，校級的北醫商品化規劃中心、北醫生醫加速器，還會進場輔導，申請育苗、萌芽或價創等政府計畫，進而成立公司。

值得欣慰的是，受到成功個案鼓勵，雙和醫院從護理部到其他單位都相當熱中發明，形成一股風潮、驅力，帶領這家二〇二四年才剛晉升為醫學中心的大型醫院，朝創新型的智慧醫院邁進。

如同陳志華所說，醫護人員整天都在第一線接觸病人，最清楚他們的狀況，也最清楚他們面臨到的醫療困境，「如果能換位思考，從病人的角度出發，也許就能發想出某個點子，進而發明出醫療產品，不僅能夠幫助病人，自己也從中得到滿足。」

6

建立聚落，驅動知識經濟

雙和生醫園區落成啟用，不僅讓雙和醫院腹地大幅增加，對北醫體系未來在生醫產業發光發熱，更具關鍵地位。

「這裡不僅是一個產業聚落，也是北醫體系教學和研究的延伸，」北醫大校長吳麥斯指出，全校十一個學院中，就有醫學科技學院、醫學工程學院、人文暨社會科學院、管理學院和公共衛生學院等五個學院，從信義校區搬遷到雙和校區，但它又不只是北醫大的雙和校區，因爲「這裡融合了雙和醫院，成爲全國唯一結合醫學大學、醫學中心、生醫產業『三位一體』的生醫園區。」

鏈結資源，強化產學合作

「雙和生醫園區是以Bio-Cluster（生技產業聚落）的概念設立，」吳麥斯指出，園區鏈結北醫大基礎研究與臨床資源，聚焦癌症轉譯、神經醫學、胸腔醫學、AI醫療、細胞治療與再生醫學、醫療器材研發、心臟醫學、泌尿腎臟醫學等特色領域，同時導入全台首家國際級醫學大學加速器「北醫生醫加速器」，結合一校六院的資源，並協助鏈結國際創投資金，「目的就是要積極促成與廠商間的交流合作，使產學合作關係更加緊密。」

「我們除了有臨床專業，還有易詩恩副執行長強大的商業經營背景，」北醫生醫加速器執行長陳兆煒強調，「透過這個機制，相信將可輔導國內外生醫新創公司，確認臨床需求、建立商業模式，實際落地醫院場域應用，進一步吸引國際投資和商業資源，打造世界級國際新創獨角獸。」

「未來，將會有更多新創公司進駐雙和生醫園區，其中許多都與『數位化』有關，」吳麥斯強調，這些就是精準醫療，包括：檢驗、醫療器材、晶片、類器官、幹細胞、免疫細胞、細胞療法等，「但是如果光靠北醫大及雙和醫院，是難以成事的，還必須有外面的產業一起加入，才容易成功。」

發展知識經濟

在臨床領域，雙和醫院的醫師在治療病人時，如果發現有些不足之處，或是從中得到全新的發想，都可以走過空橋，從醫療大樓走到教研大樓或生醫大樓，與各學院的老師討論，透過基礎研究找出解決之道；同樣，各學院的老師若有些研究成果，也可與醫師合作，從臨床病人端驗證結果。

「這就是『從實驗檯到病床』的合作模式，」雙和醫院研發副院長陳志華說，「如果繼續再往下走，與生技廠商合作，就是從病床再連結到商業，可以透過更大規模的營運架構，讓更多病人得到更好的照護。」

任內積極規劃雙和生醫園區的北醫大前校長林建煌表示，北醫體系會走上生技這條路，其實有很前瞻的戰略布局：「醫學大學的老師除了傳授知識，更要創造知識；創造出來的知識可以放在圖書館或網路上供大家參考，也可以應用在產業界，形成知識經濟。」

林建煌進一步表示，北醫大目前已是創新型大學，是研究型大學的進階版。兩者的差別在於，研究型大學以發表論文、創造知識爲主，創新型大學則是要讓創造出來的知識產生價值，成爲知識經濟，再把從中獲得的利潤回饋到基礎研究及臨床醫療，創造更多新的知識。

他以實際數字說明：「北醫大一年收到的學雜費約六億五千萬元，但整體運作經費高達三十六億元；其中，校內老師一年約可從政府相關機構申請到十七、八億元的研究經費，剩餘的十幾億元經費缺口，就必須仰賴北醫附醫、萬芳醫院、雙和醫院及新國民醫院等附屬醫院的盈餘挹注。」

研發成果須具有產業價值

然而，在現行全民健保總額制度的框架下，醫療業務成長有限，盈餘也不見得年年成長，必須未雨綢繆找尋其他經費來源，而想辦法讓老師研發出來的成果產生價值，就成了選項之一。

「國外的經驗是，學校老師研發出來的成果，必須要有產業價值，」林建煌表示，因此北醫大長期以來，總會設法與產業界維持良好互動關係，並協助老師申請專利，進而做好專利布局。

舉例來說，在北醫大前校長閻雲主導下，陸續成立了事業發展處和數據處，目的就是要擴大產業鏈結的規模，落實知識經濟。

經過十多年的經營，北醫大把老師的研究成果產業化，成立近三十家衍生新創公司，全面朝發展成世界級的獨角獸新創公司邁進。

籌措種子基金，協助新創公司

林建煌表示，老師的研發成果可以技轉給廠商，也可以拆分成立衍生新創公司。技轉拿的是現金，而衍生新創公司未來如果與其他廠商合作並上櫃、上市，可以用技術作價，拿的是技術股的股票，可長可久。

儘管這些衍生新創公司的成立，都是來自學校老師的研發成果，但依教育法規，學校不能拿錢出來投資。

遇到瓶頸，如何是好？此時，北醫體系再次展現靈活變通的技巧。

爲了打破僵局，北醫大董事會及校方成立「新創事業播種者基金」，透過募款籌措種子基金，協助這些老師經營衍生新創公司。

雖然只是一筆小錢，但意義非凡。

「外界看到北醫透過種子基金挹注到這些衍生新創公司，會對這些公司有更多期待，或許就會投入更多資源，讓這些公司有更好的機會成長茁壯，」林建煌說。

確實，這些衍生新創公司各具特色，也陸續在市場上有所斬獲，例如：以生物醫材爲主的三鼎生物科技，已經登錄興櫃。

專攻子宮內膜異位檢測的維致生醫，已在竹北生醫園區蓋好廠房，預計不久便將登錄興櫃。

至於以子宮內膜癌甲基化基因檢測爲主的酷氏基因，則已整併爲華聯生物科技公司，正朝著爲婦女提供安全、有效且經濟的檢測產品，成爲婦女健康照顧產業守護者的目標邁進。

不過，術業有專攻，除非眞的有能力且有興趣，林建煌並不建議那些以自己研發成果成立衍生新創公司的老師去當企業執行長，而是不妨將公司交給專業經理人經營，自己則繼續在學校做研究。

塑造讓夢想成真的場域

「當年在規劃雙和生醫園區時，我們就已經想好，必須將北醫大和生醫產業一併納入，」林建煌強調。

舉例來說，有大學及產業加入，才能提升雙和醫院的研發實力，進而將研發成果產業化，產生更大的經濟價值。

這個概念，早在他某次到美國加州大學聖地牙哥分校參訪時，就已經成形。

「加州大學聖地牙哥分校的做法跟北醫剛好相反，」林建煌表示，他們有一塊很大的校地，大學及附屬醫院早已在其中運作多年，後來爲了擴大與產業界的鏈結，把一塊校地以BOT的方式，委請廠商興建一棟生醫科技大樓，再結合大學與醫院的研究及臨床量能，發揮「一加一大於三」的效果。

後來，他到美國賓州大學參訪，也發現類似的概念。

賓州大學位於費城這座老城市裡，附近有不少大學，所在的城區已經相當老舊，但是自從把大學、醫院及生醫科技大樓結合，並且將「Pennsylvania」（賓州）和「Innovation」（創新）這兩個字組合成「Pennovation」這個全新的字，便呈現出完全不同的風貌。

Pennovation是座五萬八千平方英尺的建築空間，內部集結了企業家、專業勞動力和科學先進設施，讓所有人在這個有共享辦公區、咖啡館、活動和計畫場地等元素的公共創意及社交空間裡，發揮無限創意。

這個標榜要讓想法成眞的地方，獲得美國綠建築委員會頒發的LEED金級肯定，也成爲林建煌規劃雙和生醫園區的靈感來源。

參考賓州大學將大學、醫院及生醫科技大樓結合成爲Pennovation的做法，在雙和生醫園區，有多達一千六百床的雙和醫院，並且在生醫大樓設有北醫大人體研究處，下轄人體試驗倫理委員會（JRB）和聯合人體試驗倫理委員會（JIRB），可以審查、監控人體相關研究，確保受試者的安全與權益。

而一旦通過人體試驗倫理委員會審核，北醫附醫、萬芳及雙和醫院就可以收案做臨床試驗，擴大臨床試驗的量能。

空間重劃，激發群聚效果

爲了加強結合基礎研究與臨床醫療，林建煌刻意打破傳統的空間設計概念。以往，安排各單位進駐新大樓時，通常會把相同單位分別安置在同一樓層，但在這裡則是各自分拆。

譬如，把醫學科技學院拆開，專門研究癌症轉譯的集中在同一區塊、專門研究神經醫學的集中在另一個區塊，再把雙和醫院從事癌症醫療與神經醫學的醫事人員加進來，擴大成兩個共同研究室，在專一領域產生群聚效果。

透過這種空間的重新整合，雙和醫院及癌症治療或神經治療有關的醫師，可以隨時到對面雙和生醫園區的共同研究室，與埋首研究的老師討論，從基礎研究到臨床醫療可能碰到哪些問題，發想出解決方案。

臨床加研究，助陣轉譯醫學發展

一旦這個風氣形成，林建煌理想中的畫面就會不斷出現：

清晨七點，開完晨會之後，雙和醫院的醫師走過空橋，到共同研究室了解研究進度。如果上午有門診，八點半再回去看門診，否則就留下來做實驗，或和基礎研究的老師討論……

到了下午四點半或五點時，下午的門診結束，那些才下診的醫師就會再回到共同研究室，聽研究助理或研究生報告實驗進度，並給予意見……

「唯有基礎研究和臨床醫療結合，轉譯醫學才有成功的可能，」林建煌強調，那些研究成果，可以經由北醫大事業發展處或雙和醫院事業發展室的協助，朝產業化發展，

「說不定下一家衍生新創公司就此萌芽。」

甚至，「我很想請一位警衛，每天站在教研大樓三樓的空橋入口處，計算看看有多少醫師從空橋另一側走過來，」他經常這樣開玩笑：「人數愈多，代表轉譯研究的風氣愈盛。」

相信這是對的

從傳授知識到創造知識，再進一步產生知識經濟，是一條相當漫長的路。

「我們需要讓體系裡面的人相信『這麼做是對的』，」林建煌說，大部分人都不願意改變、不願意離開舒適圈，當第一線的醫師覺得看門診的收入比較高，自然就不太願意做其他的事，但是，「如果你讓他知道，從研究、發表論文這個創造知識的過程中，可以得到更多、更好的回饋，他就會開始思考，是不是應該改變觀念，走上創新創業這條路。」

他提到，國外有不少成功案例，政府在過去十幾年也推出不少生醫人才海外培訓計畫，其中有兩項與醫療器材比較相關且較爲著名的計畫，分別是「史丹佛台灣計畫」（STB）與「柏克萊台灣計畫」（BT），而北醫體系也從二〇二〇年開始，每年派出三、四十歲的年輕醫師到美國，拓展創業人脈，也學習創新創業教育。

陳兆煒，便是其中一位開路先鋒。他是萬芳醫院神經內科主治醫師，申請到「柏克萊台灣計畫」，進修期間他跟著老師做失智症的題目，學習到很多AI及機器人運用在生醫創新的知識，他也才知道，矽谷爲何能在創新這條路上獨領風騷。

技術創新vs.需求創新

矽谷創新有兩派不同做法，一派叫作技術創新，一派則是需求創新。

柏克萊大學屬於技術創新派，它的模式是先找到好的技術，再去評估這項技術最好的運用方式。比如說，有個最新研發的機器手臂，如果拿到工廠鎖螺絲釘，一小時可賺五元；拿去做復健治療，一小時可賺五百元；如果改去動手術，一小時可賺到一千元，那當然要把這個機器手臂拿到開刀房動手術。

史丹佛大學則是需求創新派的實踐者，他們不是採用特定的技術，而是爲了解決某個臨床上的問題，去找到最佳方法。比如說，針對某個問題，A方法、B方法及C方法都有效，就去評估哪個方法最有效，再加以採用。

不管是技術創新或需求創新，都有其獨到之處，也各有擁護者。陳兆煒在柏克萊大學學會做技術創新的方法後，就回到台灣，在醫療領域尋找可以實踐的目標，並擔任北醫生醫加速器執行長，打造台灣成爲新創臨床場域示範點，二〇二四年便有來自十六個國家的七十四個新創公司，申請加入北醫生醫加速器。

而北醫附醫骨科部主任吳孟晃也是一樣，他從美國回來後，曾經與陳兆煒合寫了一份企劃案，強調現在如果還只是從「符合醫療需求」的角度來思考，已經有點落伍了，因此建議林建煌成立生醫設計創新中心，朝他們在史丹佛大學和加州大學柏克萊分校學到的「眞實需求」（true needs）來發展。

史丹佛大學和加州大學柏克萊分校要解決的眞實需求，都是目前還無法解決的需求，但只要突破各種難關，不僅能解決問題，更可以把它變成事業。

同頻共振，相信才能成功

果然，林建煌採行陳兆煒、吳孟晃的建議，分別設立北醫生醫加速器和北醫生醫設計創新中心，並積極選派更多有創新想法的年輕醫師出國進修，如今已多達十三人，是國內送到國外進修生醫創新相關課程人數最多的醫學大學。當這些醫師學成歸國，就成了導入創新文化的種子教師，成爲北醫體系發展創新創業的開路先鋒。

「這些出國進修的年輕醫師，除了學到最新的觀念，還和指導老師及同學自然形成一個社群，他們有同樣的溝通語言，也有同樣的思維模式，」林建煌認爲，這些都成爲他們的「通關密語」，有需要的時候就可以得到整個社群的協助，一起解決問題。

「不成功的，全都是不想改變的人，」林建煌指出，北醫大開辦多年的卓越領導學院，就是要建立北醫體系中高階主管共同的管理價值觀，建立共同的管理語言。

更重要的是，他強調，「你要達到目標，就要先相信這件事情是對的、是會成功的，最後才能成功，」他引用管理學的鐵律指出，台積電當年就相信半導體是未來驅動世界發展的動力，如今成爲全球半導體產業的龍頭。

「只靠一個人講，大家可能不太相信；但只要多一些人講，相信的人就會多起來，也會逐漸形成共同的價值觀，」林建煌強調，「只要大家齊心協力朝同一個目標前進，不成功也難。」

7 營造友善共榮的工作場域

從雙和醫院第一醫療大樓一樓候診大廳搭電梯到地下一樓，走過熙來攘往的美食廣場，轉個彎，就可看到一個頗有設計感的空間，一整面灰黑色的牆上，掛著一個鍍金的長方型牌子，上面有個「all」的標誌。

有趣的是，「all」中的兩個「l」字母，長得有點不太一樣；仔細一看，竟像是兩個對望中的男女身影。而在這塊牌子下方，寫了前述兩段說明，讓每個路過的人不免會心一笑，「喔！原來這是間性別友善廁所。」

這，是友善共榮的開始。

看見不同，尊重差異

雙和醫院團隊觀察，台灣社會正急速轉變，在人口逐漸老化、人力愈顯不足的今天，每個人都是寶貴的資產，而或許某些人們有著不同的性向，但雙和希望，他們的這些多元差異能被看見，並且受到尊重。

爲了呼應這樣的需求，雙和醫院近年來全力推動性別平權，建構友善職場，希望提供員工安全、安心、穩定的工作環境，甚至斥資數百萬元，興建這間性別友善廁所。

黃雅雪表示，在這個有十四間單獨洗手間的性別友善廁所裡，不管是比較像男生的女生或是比較像女生的男生，也不管是院內員工或是前來就診的民衆，「所有不想被干擾的人，都可以使用。」以前這些人要上洗手間時，總是擔心惹來異樣的眼光，難免會猶豫到底要上男廁或女廁，如今有了這間性別友善廁所，他們可以大大方方走進去。

除此之外，雙和醫院還陸續在硬體上做了些調整，例如：穆斯林禱告室、專屬洗手間，都是尊重多元文化及信仰下的具體實踐，鼓勵每個人的特別可以被尊重跟看見。

這也是北醫大校長吳麥斯擔任雙和醫院院長時，賦予雙和文化向下扎根的起源。

目前，許多機構和企業都在推動永續經營，但吳麥斯認爲，「永續的前提，永遠是爲了營運。唯有營運得好，能夠吸引更多人才，有合理而足夠的盈餘，這個機構或企業才能永續經營下去。」

給予安全感和信賴感

而人才永續的核心精神，是讓員工得到所需要的安全感和充分的尊重，但以近年來出現的護理人力荒爲例，問題並不是台灣培育的護理人力不足，而是醫療環境讓她們普遍感受不到尊重，加上工作又相當繁重，久而久之就離開醫療院所，回歸家庭，或是另找其他工作，才使得留在醫療現場的護理人員愈來愈少。

北醫大董事長陳瑞杰也認爲，「沒有尊嚴」確實是護理人力大量流失的最大原因。在人力已顯不足的今天，還要這些護理人員去處理一些資料及報表等瑣事，除了增加工作負擔，也讓他們覺得護理專業未被充分尊重，最後當然選擇離開，結果就導致幾乎全台灣所有中大型醫院都被迫關閉部分病床，少則一、兩成，多則近三成。

「到頭來，受害最深的，還是需要住院治療的病人，」他強調，要解決這個問題其實並不難，只要善加利用數位化及自動化，把一些行政流程交由AI處理，讓護理人員可以喘口氣，專心照護病人就好。

面對未來，而非現在

「台灣的人口只會愈來愈少，老年人則會愈來愈多，」陳瑞杰認爲，被照護的人不斷增加，照護他們的人卻逐漸減少，在這種趨勢下，「醫療機構今後不再是比誰的規模大，而是比效率，這也是未來北醫體系要走的一條路。」

「第一個衝擊點會落在二〇二八年，」吳麥斯以實際數字凸顯解決護理人力問題的急迫性——若以初入職場那年，往前推算當年的出生率，二〇二四年約有二十一萬個年輕人首度走入職場，但到了二〇二八年，卻只剩下十六萬人，「短短四年就整整少了五萬人，這是很恐怖的事。」

根據衛福部護理暨健康照護司的資料，二〇二二年台灣護理人員離職率達到一一%至一二%，面對人力愈來愈短缺的新常態，如何讓目前仍在醫療現場的護理人員留下來，甚至讓回歸家庭或轉換跑道的護理人員重新回到醫療院所工作，就非常重要；此外，台灣是不是還要維持行之多年的醫院護病比，也是值得深思的問題。

吳麥斯強調，我們應該面對的是未來，而不只是現在。因此，醫療法規是不是需要修改？醫院評鑑制度是不是需要調整？甚至，民衆的就醫行爲是否也應該跟著改變？都值得探討。

不過，在那之前，還是得解決目前護理人力不足的現實問題。雙和醫院院長程毅君表示，護理人力不足是全球性的共通問題，只是台灣因人口結構逐漸高齡化而相對嚴重，如果以拿到護理執照的人數計算，二〇二四年在醫療院所服務的只占五八%；換句話說，有四成多的護理人員離開醫療現場，有必要設法讓她們重回職場。

Uber nurse，讓兼職人力再利用

「加薪只能讓現在的人力不再流失，對改善護理人力不足這個問題，不一定有效，」程毅君強調，必須要有不同的策略因應，「我們採行的策略就非常另類，或許可以稱之爲『Uber nurse』。」

這個另類的策略，是讓目前賦閒在家的護理人員，以兼差的方式重新回到醫院工作，而她們可以選擇一天回來工作兩、三個小時，或是每週只回來一、兩天，但每次的

工時長一點。

程毅君解釋，不少護理人員是因爲孩子還小，必須在家照顧，接送他們上、下學，一旦孩子大了，就可以重回職場，一來可發揮自己的專業，二來也能多一筆收入。

實施將近一年，他發現效果還不錯，一些原本離開職場的護理人員重新回到雙和醫院兼職工作，增加護理人力，減輕正職護理人員的工作負擔，顯然可以持續推行「Uber nurse」這個人力再利用的創新做法。

不過，程毅君也提醒，在推行這個人力再利用模式時，絕對不能讓那些抽空回來兼職的護理人員薪資高過正職護理人員，否則會引起反彈，甚至有樣學樣，乾脆辭職，再以兼職身分回院工作，那將會造成更大的人力缺口。

因此，如何在工作時間及時薪之間拿捏得宜，就相當重要。

程毅君表示，根據雙和醫院施行一段時間所得到的經驗，比較合理的規劃，是限制這些兼職護理人員每個月只回來幫忙十天到十二天，每天不超過四小時，收入不超過四萬元，讓這些回來兼職的護理人員可以多一筆收入，正職護理人員也不至於覺得自己未受重視，或是權益受損而心生去意。

「高年級實習生」擴大人力來源

與「Uber nurse」這種兼職方式有異曲同工之處的，還有「高年級實習生」。《高年級實習生》（The Intern）是二〇一五年上映的美國好萊塢喜劇片，描述一位年過七旬的昔日工廠老闆，爲了找回對生活的熱情，參加銀髮族實習計畫，受聘到網路時裝公司爲一位年輕的女性執行長工作的故事。過程中，不同世代的兩人因觀念不同而常有爭執，但是後來憑著他的豐富經驗，順利解決了一些問題。

「雙和醫院版的『高年級實習生』，是護理人力不足下的產物，」黃雅雪表示，目前台灣各醫療院所面臨的最大問題，是護理人員一個個離職，剛從學校畢業的生力軍卻不見得願意進到醫療場域，一來一往之間，護理人力的缺口愈來愈大，被迫關閉的病房也愈來愈多。

面對這種嚴峻的挑戰，雙和醫院採取多項因應措施，其中之一就是請那些屆齡退休的資深護理人員再度回到職場。這些資深護理人員相當有經驗，也有工作熱忱，只不過因爲到了退休年齡，才不得不從職場退下來，相當可惜。

雙和醫院花了很長時間反覆討論，最後認爲，他們有如此豐富的人生歷練，也有工作熱忱，不妨再請他們以兼職等方式回到院內，繼續貢獻智慧和經驗。甚至，除了護理人員，「高年級實習生」也適用其他的工作領域，擴大人力來源。

比如，有些年過六十五歲而退休的醫師，雖然沒有那麼好的體力長時間開刀或看診，但他們經驗豐富，就可以回到醫院擔任教學顧問，提攜年輕人。

「那些屆齡退休的員工都還很有活力，賦閒在家太可惜了，如果能以一份尊重的心意，讓他們退而不休，善用深厚的經驗，再度回到醫院幫忙或提點後輩，那將是再好不過的事，」黃雅雪分享自己的觀察心得。

在想盡辦法找回人員兼職之餘，面對護理人力不足的現實，雙和醫院也必須同時解決被迫關閉部分病房的問題。

程毅君表示，雙和醫院有一千六百床病床，扣除一些特殊病床後，有大約八百床急性病床，但如今因護理人力不足，需要暫時關閉其中近百床。這種被迫關閉病床的情形並非雙和才有，台灣其他中大型醫院全都面臨同樣的問題，大家都得想辦法解決。

一日病房，減輕醫護負擔

「我們的因應之道很另類，」程毅君表示，雙和醫院把一百張空出來的病床拿來再利用，把它改成「一日病房」，增加使用彈性，讓一些原本要住院好幾天的病人，縮短到毋須住院過夜，治療當天就能出院返家。

他舉例，像是痔瘡手術，就不用像以前那樣，第一天住院、隔天手術、第三天出院，而是改為手術當天才到醫院，開完刀後到一日病房休息觀察，確定一切都很穩定後，當天下午或傍晚便能出院。這樣一來，負責照護的護理人員就不用上大夜班，頂多只需上小夜班。

同樣，以前癌症病人接受化學治療時，通常要住院兩到三天，如今也是改爲「一日化療」——早上住進一日病房，化療藥物打到中午或下午，觀察沒有副作用，也沒有不舒服的感覺後，當天就可出院。

至於一些接受腸胃鏡檢查、同時合併切除瘜肉的民衆，以前整個流程總是要住院一、兩天，自從有了這項設計之後，檢查完只要在一日病房觀察幾個小時，確定沒有問題便可出院。

吳麥斯是腎臟科專科醫師，他以腎盂腎炎爲例，施打抗生素是標準治療模式，以往很多病人都是住院接受注射治療，現在可以改成不用住院，每天到附近的診所注射抗生素就好。

「這是觀念問題，」吳麥斯說，以前大家總認爲，住到醫院，每天有醫師和護理人員照顧比較好，但在護理人力明顯不足的今天，很多就醫觀念都必須跟著改變，只要能得到健康的照護、有價值的醫療，就是最好的選擇，而一日病房雖然不用住院，病人還是可以得到有價值的醫療。

程毅君表示，一日病房採取的是「快進快出」的彈性做法，還是可以達到同樣的醫療效果，所以，雖然表面上是關了一百張病床，其實並沒有眞正關床，只是調整收治的對象及治療方式，把更多的病房及醫療資源，留給其他更需要治療的急重症病人，發揮醫療的最大效益。

不過，他強調，這種事不僅醫院要找到解決之道、民衆就醫觀念要改變，保險端也要跟著調整才行。

保險理賠也需要與時俱進

以前，全民健保採行論件計酬模式，剖腹產規定可給付五天的住院費用，如果醫師手術開得很好，護理人員也照顧得很到位，產婦只住三、四天就出院了，健保卻只給付三天或四天的住院費用，而不是五天的費用。

「這有點不合理，」程毅君認爲，就是因爲醫師或護理人員都表現得非常好，才縮短產婦住院天數，也節省了一些醫療資源，健保理應給足五天的費用才對，如今卻只給付三天或四天費用，「感覺是在處罰表現優秀的醫院，相當不合理。」

一般的商業醫療保險也是一樣，有些疾病通常規定，要住院才會給付，而像雙和醫院推出的一日病房，接受治療的被保險人因爲當天進出醫院，並未隔夜住院，就申請不到保險給付，道理幾乎說不通。

朝價值醫療前進

程毅君強調，未來的醫療會朝「價值醫療」前進，用最有限的資源，做出最優質的醫療服務，保險公司就應依被保險人的治療結果來給付保險費用，而不是只看有沒有住院而已。

雙和醫院的這些改變，除了因應少子化及高齡化等人口變遷所造成的衝擊，其實也有撙節醫療資源的積極意義。

更重要的是，透過包括Uber nurse、高年級實習生，以及一日病房等一連串創新做法，無非是要營造更加人性化的職場環境，讓醫護人員明顯感受到尊重，讓人力運用更加靈活，也讓病人得到更好、更有價值感的醫療照護。

8

發展具醫療價值的教學研究

病人，永遠是醫院存在的價值。

「不管是地區醫院、區域醫院、準醫學中心或醫學中心；也不管教學再好、研究做得再出色，或是產業發展得多麼成功，如果這些成果最後沒有用在病人身上，就失去醫院存在的意義及價值，」雙和醫院院長程毅君始終這樣相信。

因爲深深感受到病人的重要，雙和醫院一直堅持創院時的初衷，全力朝著解決病人的臨床問題而努力；二〇二四年年初，晉升爲醫學中心這個最高階的醫療機構後，提供以病人爲中心的優質醫療服務，更是雙和人念茲在茲的使命。

以解決病人問題為圭臬

雙和醫院教學副院長劉如濟進一步說明，當醫護人員接觸到病人時，他們面對的便不再只是一個疾病，更是一個活生生的病人，而那些病人會有自己的想法，也有自己的感受，醫護人員一定要耐心傾聽他們的心聲，才能解決他們的問題，讓他們的身、心都獲得安頓。

「我們的研究與產業發展，也是聚焦在如何解決病人的問題，」程毅君提到，北醫大的醫學科技學院、醫學工程學院等五個學院，自二〇二三年二月進駐雙和生醫園區以來，醫院就定期和五個學院開會，並提出醫院端在臨床上亟需解決的問題，各學院再回應他們可以配合的部分，深入討論後，通常可以找出雙方能夠進一步合作的題目。

他指出，雙和醫院每年與每個學院都有數個合作計畫，五個學院每年約有十五個計畫，連續十年下來，就將至少有一百五十個合作計畫。

這些計畫都會採雙主持人模式進行，也就是一位基礎研究老師搭配一位醫師，十年下來，幾乎每個學院多數的老師、醫院的大多數醫師，都會參與其中，研究範圍相當廣泛，研究成果也預期可解決許多病人的問題。

讓不同興趣的人平衡發展

雙和醫院除了規劃產學合作的短、中、長期計畫，同時也建立媒合的機制及場域，計畫愈多、媒合的機制愈好，進駐的產業就愈多，「我們要走在台灣的最前面，成爲其他人學習和追趕的目標，」程毅君信心十足地說。

爲了達到這個目標，雙和醫院非常鼓勵醫護人員從事研究工作，但不是只有做實驗、寫論文，而是盡可能透過技術移轉、成立衍生新創公司等方式，把研究成果產業化。

當然，程毅君坦言，有些人很會寫論文，有些人則毫無興趣，但「完全沒關係！研究的面向很多，如果沒興趣寫論文，就好好發明專利，再技轉出去。」

換言之，每個人都可以有不同的興趣或專長，透過不同的研究面向，得到平衡發展的機會。

不只醫療事業，更要思考醫療產業

程毅君盤點過去四年的成果，雙和醫院醫護人員總共申請了四十四個專利，其中十個已技轉出去，還有四家以他們的研發成果設立的衍生新創公司，成果相當豐碩。

「這種積極從事研究，並將研究成果產業化的風氣，勢必會愈來愈盛，變成一種獨特的生態，從此形成一個良性循環，」程毅君相信，醫院是救人的場域，也是確保民眾健康的最大依靠，如果能夠有更多資源進來，就可以把「照護病人」這個神聖使命做得更好，所以，「雙和醫院在思考的，已經不只是醫療事業，而是更擴大到醫療產業，希望照護更多病人。」

提供更人性化的醫療

北醫大校長吳麥斯表示，時代變了，很多想法也要跟著改變。譬如，以前只要把疾病治好，讓病人健康出院就可以，現在則要更深層地回歸醫療的本質，凡事以病人爲中心，提供更人性化、更有價值的醫療服務。

這些年來，很多機構都在談「贏」的策略，比如說，營收創新高、盈餘要達到績效指標等，卻鮮少眞正深入思考，到底應該要「贏」得什麼，但他認爲，「贏，要贏在整個社會的信任，贏在所有人都相信北醫體系所相信的事，贏在相信北醫體系，而這也是雙和醫院乃至北醫體系現在及未來要做的事。」

他也曾多次和北醫體系同仁分享，自從AI、生成式AI這些破壞式科技興起並成爲主流，很多事情將會被科技取代，醫療產業也不例外；但儘管如此，人性永遠無法被取代。

重視人對人的關心

吳麥斯口中的「人性」，說的是人對人的關心，而這就是北醫大校訓「誠樸」的精神所在——誠心誠意待人，是發自內心的、透明的心意。因此，在北醫大的醫學教育中，除了基本的醫學專業，還要有更多的人文素養、更多的人性關懷。

爲了培育出更多兼具人文關懷、創新能力及國際視野的醫療生技人才，北醫大前校長林建煌於二〇一八年設立跨領域學院，讓所有學生都能透過多元管道，從人文、文學、藝術、科技、創意到創業，學習成爲一個具有溫度，並且能夠關懷整個社會的醫事專業人才。

後續接任校長也延續這項教育措施，讓北醫大學生擁有面對未來的能力。而吳麥斯更進一步以「六C」詮譯這些能力，分別是Character Building、Communication Training、Collaborative Working、Critical Thinking、Creativity Raising及Citizenship Developing。

具備自我學習的能力

第一個「C」，是Character Building，是要自我調整，使自己具備應對未來的能力與性格，在面對風險、壓力、不確定性等衝擊時，非但不被打倒，反倒能夠因此讓自己變得更好。

這是一種反脆弱的恢復力，因爲在面對快速變遷的世界時，挑戰只會多、不會少，會有很多挫折，「你不見得要非常勇敢，但必須要更柔軟，」吳麥斯認爲。

甚至，「有時候，柔軟反而是一種勇敢，」他說明，柔軟是勇敢的一部分，當你有足夠的柔軟和勇敢去面對一切，那些橫阻在眼前的挑戰就能一一解決，「當挫折不再是挫折時，就是成功。」

第二個「C」，是Communication Training，是講得通，也就是要具備溝通能力。現在幾乎人人一支手機，每個人隨時隨地都可以發表自己的想法，導致報紙、電視、廣播及雜誌等傳統媒體逐漸式微。在這個人人都可發聲的自媒體時代，社群媒體成為大家取得資訊及聯繫溝通的重要平台，因此，北醫大也期許學生，都能擁有運用這些新媒體的能力，但更重要的是，必須謹守相關規範、明辨是非黑白，不要成為人云亦云的應聲蟲，甚至成為社會亂源。

第三個「C」，是Collaborative Working，是合得來，也就是要有團隊精神。這是強調「相信」的重要。要相信自己，也要相信別人；相信自己有面對問題的能力和勇氣，也要相信別人可以做到同樣的事情。唯有如此，才能分工合作，不只管好自己分內的事，也幫助別人把事情做好。

第四個「C」，Critical Thinking，是想得透，要有深度思考的能力，凡事想得更深一點。

在未來社會，知識流通速度太快，很多知識一下子就過時了，每個人都必須具備自我學習的能力，才不會被不斷進步的社會遠遠拋在後面。

不過，這個「C」還有另一層意涵，就是要有批判性的思維，分得清楚誰在胡說八道——更重要的是，自己也不能胡說八道。在說話前，最好先想清楚，到底是不是對的？會不會造成問題？否則，「在凡走過必留下痕跡的網路世代，那些錯誤的、不合宜的話會跟著你一輩子，想抹也抹不掉，成為最沉重的負擔，」吳麥斯再三提醒。

引領風潮並善盡社會責任

第五個「C」，Creativity Raising，是跳得出，也就是要創造出新的知識、新的照護模式，創造出有價值的醫療。

在護理人員不斷流失的現實環境下，如何讓有限的人可以工作得比較輕鬆、讓他們有更好的工作環境，是雙和醫院與整個北醫體系要全力做到的事，甚至做到引領風潮。

第六個「C」，Citizenship Developing，是看得遠，就是所有人都要有全球公民的概念。

除了關心人之外，也要對我們賴以維生的地球更加呵護，讓環境生態可以永續發展下去。因此，在機構擴展的時候，要想到是否能減少二氧化碳的排放、是否能讓水資源再次利用等問題，留給後代子孫一個潔淨的地球。

未來，北醫大也將培養更多學生擁有這六「C」，善盡社會責任。

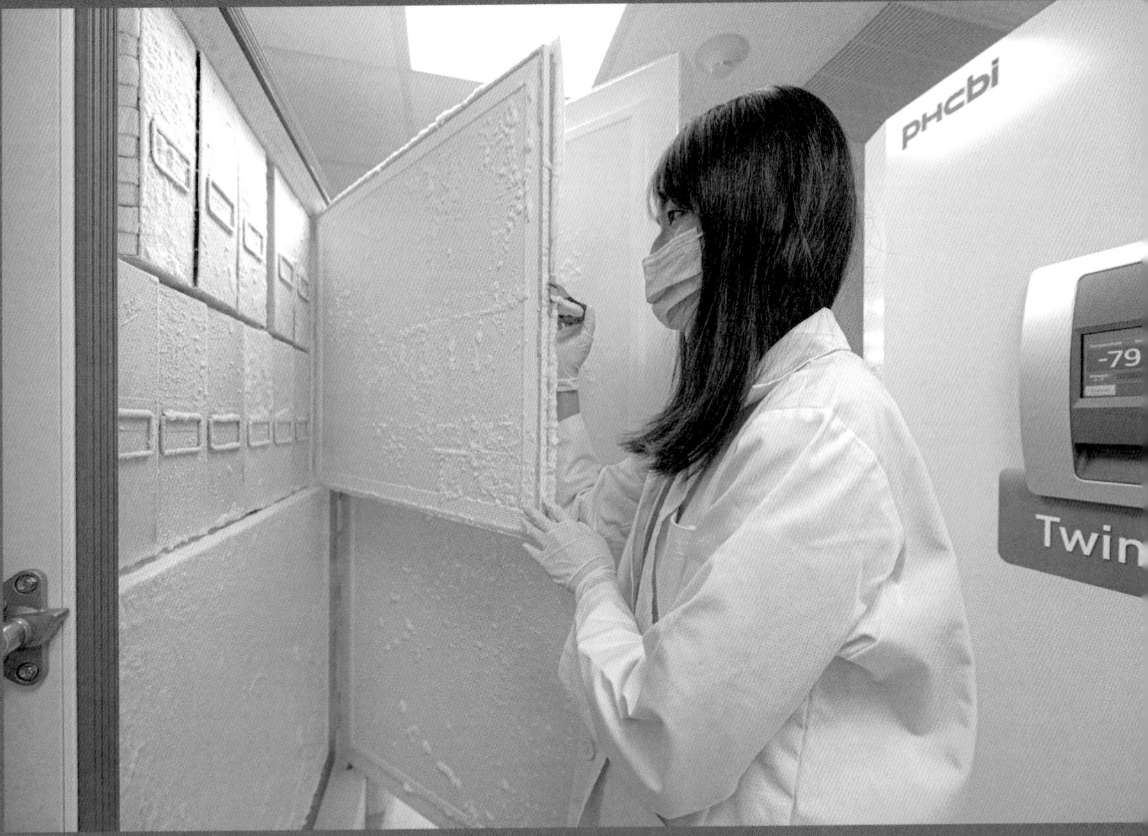

第三部

精進醫療專業

1

腦中風治療，快、準、好

「如果不小心腦中風，第一時間最好送到雙和醫院。」

這句在新北市民間廣爲流傳的話，或許誇大了點，卻也凸顯雙和醫院「動脈內取栓術」在腦中風治療的成效備受肯定。

根據衛福部統計，每年有超過一萬兩千人死於腦血管疾病，平均每四十分鐘就有一人因此死亡；就算救回來，可能的後遺症，一直是導致成人殘障的主因之一。

調查顯示，在出現腦中風的一個月內，約有六成病人仍無法自理生活，半年後還有五成仍存有失能風險，只有少數能回歸工作與正常生活。也因此，如何避免腦中風的侵襲，不出現「一人中風，全家發瘋」的困境，就成了不容忽視的重要課題。

治療缺血性腦中風不斷革新

腦中風分爲出血性和缺血性兩種，而以俗稱「腦梗塞」的缺血性腦中風比率較高，約占六至八成。顧名思義，缺血性腦中風就是腦血管被血栓、血塊堵塞了，讓血液流不過去。

雙和醫院神經外科主治醫師蘇亦昌，常把人體內的血管比喻爲河流，河道的某一段有可能因泥沙慢慢淤積而變得狹窄，甚至塞住，也可能被上游滾下來的大石頭堵住，致使水流過不去。

不管是慢慢淤積的泥沙，或是突然滾下來的大石頭，都像是血管中的血栓或血塊，如果塞在大腦內的血管，就會出現缺血性腦中風，此時腦組織會大量缺血，腦細胞得不到足夠的氧氣和養分而快速萎縮、死亡，造成永久性傷害。

蘇亦昌目前是雙和醫院腦中風中心動脈內取栓團隊主要成員之一。在他的老師那個年代，一旦出現缺血性腦中風，除了外科手術，大都選擇服用阿斯匹靈，再補充足夠的水分，但通常無法溶解塞在血管的血塊。

直到一九九六年，美國食品暨藥物管理局（FDA）核准，血栓溶解劑組織胞漿素原活化劑（TPA）可使用於缺血性腦中風發病三小時內的病人，情況才得以改觀。蘇亦昌認爲，這種藥物可說是治療缺血性腦中風的第一次大改革，我國衛生署也在二〇〇二年十一月核准使用。

TPA是採靜脈注射方式，但是二十幾年來的研究發現，這種方式對小血管阻塞的溶解效果較好，打通率可達七、八成，甚至九成；可是一旦碰到大血管阻塞，血栓體積過於龐大，打通率就只剩三至四成，出現治療上的瓶頸。

也因此，全球很多醫療團隊紛紛研發各式各樣打通大血管的方法。在臨床使用多年的動脈內導管技術，也被賦予全新任務，將導管從股動脈穿入，直抵大腦血管內的栓塞部位，再施打TPA將血栓溶解掉，效果不錯，但也有出血較多的風險，未能成爲治療標準及主流。

二〇一五年，動脈內取栓術被證明對治療缺血性腦中風有效，掀起第二次改革風潮，至今仍爲全球醫界普遍採用。但，這種方式爲什麼會如此成功？

醫材發展迅速

蘇亦昌認爲，首先是取栓器械等醫材快速發展。

取栓器械分爲兩種，一種是導管。

導管從股動脈進入人體後，穿過彎彎曲曲的多條大血管，抵達位於大腦內的病灶，再把大塊血栓抽吸出來，因此導管需要口徑大又兼顧柔軟度，而新一代的導管材質夠軟也夠長，可以完成抽吸的任務。

另一種取栓器械，是導管合併支架。導管同樣以前述方式抵達腦血管的病灶處，然後張開整個支架，有點像抓娃娃機的爪子，把血栓鉗住再拖出來。

有了這些精密器械，醫師就可依病人狀況及血栓的軟硬程度，選擇利用抽吸導管把血栓吸出來，或者合併支架，把血栓拖出來。

此外，則是診斷概念的進步。

並不是所有缺血性腦中風病人，都適合接受動脈內取栓術的治療，雙和醫院影像醫學部主任呂岳勳表示，美國史丹佛大學開發的評估軟體「RAPID」，可以計算中風部位的大小及腦灌流壓不足的部位，據此評估病人預後情形及是否適合接受治療，目前雙和也在開發自己的中風AI軟體，做為精準治療的輔助。

再則，除了隨著時代前進之外，雙和醫院團隊在治療腦中風研究上的精益求精，促使醫院作業流程一再優化，被送進急診室的病人可以在最短時間內接受治療，也是一大關鍵。

缺氧一分鐘，損失一百萬個腦細胞

多年來帶領雙和醫院腦中風中心醫療團隊的副院長陳龍表示，腦部每缺氧一分鐘，就會損失一百萬個腦細胞。因此，搶救腦中風幾乎是跟時間賽跑，「時間就是一切！」

他強調，雙和醫院腦中風中心有三十幾位醫師，如果再加上護理師及醫學影像等支援團隊，人數超過一百人，組成一個龐大的醫療團隊，不管何時、何地，任何被送到急診室的疑似中風病人，都可在第一時間得到團隊成員的醫療照護；一旦檢查及評估確認，是有需要接受動脈內取栓術的個案，便會在六分鐘內送到複合式手術室治療。這種醫療量能及速度，可大幅提高取栓成功率，同時減少後遺症。

不過，要達到這個亮麗的治療成效，也必須病人配合才行。

爲了搶時間，雙和醫院積極投入腦中風宣導，鼓勵有徵兆的民衆，盡可能在第一時間迅速就醫。

病人輕忽嚴重性

二〇一八年，雙和醫院首開風氣之先，邀請新北市的緊急救護技術員開會，還邀了新北市消防局和衛生局主管官員，以及位於雙北的一些醫院參加，討論緊急救護的相關事宜。

陳龍在會上提問：有多少民衆中風時，是由救護車送到急診室的？當場得到的答案是不到四成，低到大家都嚇一跳。

他分享自己碰到的例子：某天，有位老先生騎機車載著中風的老伴到雙和醫院急診室就醫，怕老伴摔下來，他還特地用繩子將兩人緊緊綁在一起，就這樣一路騎到醫院。

「你爲什麼不撥打一一九叫救護車？」看到這幅景象，陳龍直呼不可思議。

「這不是什麼大事情，不好意思麻煩救護車啦，」阿公說得一派輕鬆，陳龍卻聽得膽顫心驚。

蘇亦昌也碰到類似情形，一位腦中風病人竟然自己騎機車到雙和醫院就醫，走進急診室時，還一直說自己狀況「不怎麼嚴重」；後來，醫師告訴他，狀況已經嚴重到必須立刻住進加護病房，那位病人還擔心醫院停車費太貴，打算先把機車騎回家停好，再回來住院。

黃金六分鐘

如果能在第一時間就撥打一一九叫救護車，隨著救護車出勤的緊急救護技術員，會邊量血壓、邊評估是否有腦中風跡象，再聯絡可以收治的醫院。

陳龍統計發現，從接到緊急救護技術員通報，到救護車抵達雙和醫院急診室，平均六分鐘。

他指出，在這段時間裡，醫療團隊會立刻啟動並準備好，從醫護人員就位、安排影像檢查及診斷，到確認出血或阻塞部位，並安排最合適的治療，還包括後續的個案管理追蹤及復健治療等，提早幫病人和「失能」拔河。這短短六分鐘，可說是搶救腦中風病人至關重要的黃金時間。

爲了不讓「不想濫用一一九資源」的狀況一再出現，那場會議就針對這個觀念深入討論，新北市衛生局及消防局也允諾調整《救護車裝備標準及管理辦法》等相關法令，讓更多人在碰到緊急狀況時，可以尋求救護車的協助。

經過各界不斷努力，搭救護車及自行到急診室就醫的比率，到了二〇二二年便翻轉過來，腦中風病人撥打一一九並由救護車送到醫院急診室的比率，由四成增加到六成，自行就醫的比率則由六成降至四成。

也因成效不錯，腦中風病人的就醫時間縮短，新北市消防局一一九勤務統計，打血栓溶解劑的比率由不到五成增加到九成多，病人的預後也明顯變好。

看到這番成效，陳龍想著，還能不能再拉高一些撥打一一九就醫的比率？

他記起多年前《蘋果日報》在台灣創刊時的一則公車廣告，一舉打響其知名度，因此他心想，如果能透過宣導，讓民眾知道一旦出現中風就要馬上撥打一一九，那就再好不過了。

走入社區舉辦講座

於是，陳龍與新北市消防局負責緊急醫療救護業務的科長腦力激盪，想出了「腦中風快打一一九」這句標語，貼在新北市所有救護車的車廂外面，但凡救護車所經之處，大家都可以看到，達到宣傳效果。

後來，他們發現，分秒必爭的救護車速度太快了，「咻」一下就從眼前開過去，看不太到，於是把腦筋動到會走走停停的垃圾車和資源回收車上。因爲，每天出來倒垃圾的老人家很多，他們又是腦中風的高危險族群，常常看到「腦中風快打一一九」，看久了也就會記住。

這招果然奏效，甚至繼新北市之後，桃園、台中、台南及高雄等直轄市紛紛跟進，而這件事也讓陳龍深深感受到群策群力的威力。

從此，每年十月二十九日「世界中風日」，走入社區舉辦講座，提高民衆預防及治療腦中風的意識，就成爲雙和醫院的一種日常。此外，陳龍還帶領醫療團隊拍了四支衛教短片，在院內醫療大廳輪流播放，或是放上YouTube平台。由於內容輕鬆詼諧，吸引不少人點閱。

政府機構和民間團體也主動協助這個宣導行動，不僅新北市政府辦公大樓、台北市國賓影城多次播放這些短片，陳龍有位朋友是HONDA重機總代理，他們在台北市內湖地區的某個十字路口，有座一百多吋的大型電視螢幕，也會免費輪播一個月。

一流的速度，精湛的技術

治療急性腦中風除了和時間賽跑外，陣容堅強的醫療團隊也是關鍵。

經過多年努力，陳龍相當自豪，雙和醫院擁有全國數一數二的動脈內取栓團隊，共有九位成員，其中神經放射科五位、神經外科和神經內科各兩位，他們都取得專業取栓證照，也擁有一流的速度、精湛的技術，以及對病人的愛。

以影像醫學部主任呂岳勳爲例，從急診室門口到取出血栓打通腦部大血管的時間，他曾創下三十六分鐘的台灣最快紀錄。

病人一家的笑容，無價

近四、五年來，呂岳勳執行過上百例動脈內取栓術，其中，令他印象深刻的是一位年近六十的男性病人，從事勞力工作，爲低收入戶，當他一倒下，全家的生活頓時陷入困境。

那時，病人就醫時間超過八小時，不僅手術難度提升，採用的導管及支架也需要自費，每樣至少十萬元以上，對病人家庭是沉重的負擔。當那位長得瘦瘦小小的女兒說他們家是低收入戶時，呂岳勳陷入兩難，幾經思考後，決定放手一搏全力搶救。

施術時，呂岳動傾全力把血栓取出，並把醫療費用壓到最低範圍。當那位病人再次回診時，雖然說話有些大舌頭，手腳也不是那麼靈活，但畢竟還是能夠回到原來的職場，賺錢養家。他也從那一家三口的笑容中，得到滿滿的回報。

更令人欣喜的是，從二〇二三年十一月開始，健保已經給付八至二十四小時中風病人的大血管阻塞取栓治療，那樣為難的情況終於不再。

協助夥伴醫院取栓，創造三贏

爲了把珍貴資源做最大運用，雙和醫院做了一件全國首創的事，就是協助其他醫院完成動脈內取栓術。陳龍解釋，很多醫院就算有取栓技術的醫師，可能也只有一、兩位，一旦人力調度不及，雙和醫院的取栓團隊就可前往支援。

目前雙和醫院支援服務的夥伴，包括：桃園敏盛、部立台北及新店耕莘等醫院，位於桃園龍潭的國軍八〇四醫院也將加入。

當這些醫院收到腦中風病人，卻沒有人力能施術時，可以透過網路及視訊，與雙和醫院取栓團隊討論病人的狀況，如果確認需要取栓治療，這些醫院開始做麻醉等術前準備作業，雙和醫院取栓團隊則同時前往施術。

這種合作模式，共創雙和醫院、合作醫院及病人「三贏」的局面。

溝通平台APP，合作流程更順暢

好，當然還可以更好。雙和醫院二〇二四年六月與合作醫院建構「中風溝通平台」APP，就是要讓整個合作流程更加順暢。

陳龍舉新店耕莘爲例，當他們的急診室接到腦中風病人，初步判定可能需要轉診到雙和醫院治療，以前大都先用手機拍攝病人的影像，再透過LINE傳送，但這些影像往往不夠清晰，不易判讀。

如今有了這套APP，雙方就可進行線上會診，取栓團隊所有成員都能同步看到病人的影像資料，再經由分析軟體判定是否適合接受取栓治療；一旦確定，就立刻轉到雙和醫院處置。

陳龍指出，這個中風溝通平台的最大好處，就是可立刻溝通判斷，如果認為病人不適合取栓治療就不用轉診，避免病人舟車勞頓之苦。

打造複合式手術室

完整的醫療設施，也是團隊的重要後盾。北醫體系在雙和醫院斥資建構的複合式手術室，就在搶救無數病人生命的緊要過程中，扮演關鍵角色。

臺北神經醫學中心前院長、曾擔任世界神經外科學會聯盟理事長及世界腦血管外科學會理事長的杜永光表示，除了一般的開刀設備，複合式手術室還多了電腦斷層掃描和血管攝影等多種影像檢查設施，能在施行手術的同時，清楚看到血管的堵塞狀況、確認手術情形，一旦發現偏差就能立刻修正。

此外，放射線科的心導管室及血管攝影室也可以執行動脈內取栓術，意謂著雙和醫院擁有同時爲三個腦中風病人施術的能力，在國內醫界獨樹一幟。

陳龍表示，從中風那一刻起，病灶附近的大腦組織就處於持續缺血的狀態，時間拖愈久，腦組織壞死的範圍愈大。中風治療的主要目的就是「減損」，要盡可能在最短時間內把傷害降到最低，而這也凸顯「中風治療是和時間賽跑」這句話的重要性，早一分鐘治療，腦功能就少一分損傷，病人也才較能過著正常的生活。

2

神經醫學，朝國際級醫療重鎮邁進

二〇一八年，北醫大在雙和醫院成立院中院「臺北神經醫學中心」，建置百餘位神經醫療領域醫師及教師的專業團隊，同時購置亞洲首套ROSA Spine機械手臂導航手術系統及神波刀，提供病人精準優質的神經微創手術服務。

當時的北醫大校長林建煌強調：「北醫體系人才輩出，從張文昌董事長、許重義前校長、邱文達前校長、李良雄總顧問到杜永光院長，都是名重一時的神經醫學權威。有了他們承先啟後打下的基礎，臺北神經醫學中心擁有全台灣陣容最堅強的神經醫療團隊，率先購置亞洲首套ROSA Spine機械手臂導航手術系統，就是要精進醫療技術，一步一步打造成爲全球神經醫學重鎮。」

短短六年，臺北神經醫學中心已經擴大到擁有十五個次專科，不僅是台灣少數可以收治各式神經疾病的醫療機構，也正朝著國際級的神經醫療重鎮邁進。

脊椎治療的演變

臺北神經醫學中心行政副院長林乾閔，已做過三百五十幾例脊椎手術、一百多例腦部手術，堪稱國內ROSA Spine機械手臂手術第一人。

他回想早期的脊椎治療方式，是採用傳統的開放式外科手術，需要把脊椎旁的肌肉都打開，讓醫師有比較寬廣的視野來施術。但是，病人卻必須承受大傷口所帶來的感染及疼痛，復原時間也拉長許多。

之後，醫療技術進入微創手術時代，但病人仍然承受不少風險。

林乾閔表示，微創手術是藉著X光的透視去定位、導引，一步步將螺絲釘鎖上，然而這種導引並非同步進行，而是照一次X光，確認一次螺絲釘的角度並推進一小段距離，如此反覆操作，直到完成。過程中，一旦不小心讓螺絲釘穿出脊椎，就算馬上退回來，對脊椎外圍神經的傷害也已經造成。

導航時代來臨

如今，脊椎手術由微創進入導航階段，一舉克服了許多問題。

導航手術系統就是把一般影像變成3D立體影像，讓手術器械及手術病人都有參考點，並把這些立體影像呈現在螢幕上，醫師可以邊看螢幕邊手術，不用再仰賴X光一步步導引。

ROSA Spine機械手臂導航手術系統採用以色列的導航系統，原本用在軍事用途。當時很多醫師無法前往戰場救治傷兵，只好透過遠距的方式來操控儀器，機械手臂就在這種時空背景下開發出來。

這套先進的設備，主要用於腦部手術及脊椎手術這兩大領域。腦部手術，包括：深層電刺激、腫瘤切除、內視鏡手術及穿刺；脊椎手術，則不外乎兩個目的：一個是減壓、一個是固定，凡是需要定位來鎖螺絲釘的，都可選擇ROSA Spine機械手臂導航手術系統，來解決像脊椎側彎或是退化造成的滑脫和不穩定。

手術精準度高

經過多年使用發現，ROSA Spine的精準度超越其他機械手臂導航手術系統。ROSA Spine機械手臂導航手術系統的精準度，高達〇・二公釐，比一根頭髮的直徑還細，因此醫師鎖螺絲釘時不會穿透脊椎，當然就不會傷到脊椎周圍的神經；甚至，倘若病人脊椎側彎，加上扭轉或者是脊椎結構出現變異，之前在微創手術時代連動刀的機會也沒有，如今則可以順利治療，站得更直、更挺。

其次，它的追蹤系統功能強大。

不管脊椎隨著呼吸上下起伏，或是跟著心跳震動，甚至是執刀醫師造成病人脊椎的偏移，它都有辦法追蹤並修正。

此外，ROSA Spine機械手臂導航手術系統的手臂大、操作範圍廣，雖然還是有些死角，但已足夠完成脊椎手術。施術時，病人不管是趴著或側躺，都可以進行手術。

治療腦部手術也適用

事實上，ROSA Spine機械手臂導航手術系統不只可以做脊椎手術，它的基本設計及功能也是針對腦部手術，比如有個血塊阻塞在很深的部位，無法透過外科手術清除，就可由它執行。

林乾閔說，如果把病人的頭部想像成一顆西瓜，清除深處阻塞就猶如要從瓜肉中夾出一顆籽，卻不能過度傷到路徑中的西瓜組織，是相當困難的事。

以前，神經外科醫師可能要透過外科手術把腦部切開，才能到裡面去找血塊或腫瘤；如果位置偏了，就在附近繼續找，然而這樣一來，就算把血塊或腫瘤取出來，腦部往往也受創嚴重，病人日後難免飽受後遺症之苦。

如今，使用ROSA Spine機械手臂導航手術系統，醫師只要告訴它血塊或腫瘤在哪裡、期待的入口，它就會精準引導路徑，精準抵達病灶。

巴金森氏症病人也受益

如果是巴金森氏症病人，經評估需要在腦部放置電極，以前醫師的做法，是先釘個頭架，接著把電極放進去，一邊測試、一邊調整電極位置，直到確認正確爲止，過程複雜且費時。

現在，ROSA Spine 機械手臂導航手術系統會建議最好的位置，醫師把電極放進去後就正確到位，幾乎不用測試，不僅幫助醫師更穩定地執行手術，厲害的醫師還能縮短手術時間，降低手術風險。

傷口小，癒合快

愈精準的手術傷口愈小，愈有利於病人的術後復原。

以前，如果採用傳統外科方法，進行椎間盤、兩個節段的固定手術，通常要開十幾、二十公分的大傷口，對韌帶、肌肉、血管及表皮神經的傷害都非常大。開完刀到狀況穩定可以下床，大概都要一、兩個星期。

反觀以 ROSA Spine 機械手臂導航手術系統施術的病人，大多隔天就能下床、後天便可出院，前後只要三天。

除了住院時間縮短，傷口感染的現象也減少。

傷口愈大，造成傷口感染壞死的機率也愈高。傳統外科手術造成的傷口都很大，不容易照護，平均每十幾、二十個病人中，就有一位會出現傷口感染，而脊椎感染又是其中相當麻煩的一種，因爲脊椎大多是骨頭，骨髓感染要進行抗生素治療，每次都要超過三個月。

相對來說，ROSA Spine機械手臂導航手術系統所開的傷口很小，癒合快，感染的機率也低。林乾閔表示，他開了三百多例ROSA Spine機械手臂導航手術系統脊椎手術，沒有一例出現傷口感染。

幫病人重拾希望

在這麼多個案中，有個病人讓林乾閔印象深刻。

那位病人椎間盤突出的骨刺壓迫到神經，又有嚴重的脊椎側彎、扭轉及狹窄，導致背痛、腳麻，很難走遠。

檢查後發現，病人的脊椎很厚，每個關節又被骨刺包住，根本找不到關節面，也找不到正確形狀，加上脊椎又彎曲扭轉，不知道該從哪裡進去減壓，就算進去了也常會在裡面迷路，很多醫院都不敢爲他動刀。

所幸有了ROSA Spine機械手臂導航手術系統，它會把導引針打好，醫師就知道那個脊椎角在哪裡，也知道脊椎的形狀，然後順著兩根針的中間進去，完美地減壓，進而把所有骨刺磨掉，讓脊椎恢復到正常角度，一舉解決長久以來困擾病人的問題，而且隔天就能下床走路。

整合雙重技術的神波刀

支持臺北神經醫學中心的醫師充分發揮專業、解除病人痛苦的另一項利器，則是神波刀。

很多人飽受手抖的困擾，嚴重手抖除了造成生活不便，也常帶來社交時的尷尬，一些病人從此減少外出，甚至不與外界接觸，久而久之身心都受影響。

臺北神經醫學中心前院長杜永光表示，會導致病人顫抖的原因很多，最常見的是由巴金森氏症所引起，其他則是與巴金森氏症無關的原發性顫抖，但也都和腦部出問題有關係。

人體一個看似簡單的動作，其實是由複雜的神經網絡控制；其中，神經的啟動和抑制，就像汽車的油門和剎車，一旦協調出了狀況，就會造成手抖等各種問題。

神波刀的全名是「核磁共振導航聚焦超音波」，顧名思義是由「核磁共振」和「聚焦超音波」這兩項技術結合的治療儀器，因屬專門治療「神」經系統的聚焦超音「波」，因而得名。

雙和醫院神經外科主治醫師羅偉倫表示，聚焦超音波可以穿透人體組織，在深處釋放熱能，燒灼並破壞病灶，達到治療效果。不過，它有兩個缺點，一是無法確定是否精準聚焦在病灶處，難以監測燒灼的範圍；第二則是不清楚抵達病灶的熱能是否恰到好處，倘若不足便無法達到效果，一旦太大又會導致不可逆的傷害。

所幸，核磁共振發展出熱能顯像功能，剛好可以彌補前述不足。兩個技術結合之後，神波刀從此成爲全球各大醫療機構治療原發性顫抖等神經病變的利器。

「就像是隔山打牛，」臺北神經醫學中心院長蔣永孝形容，使用神波刀的優勢爲，不用割開頭皮，也不用打開頭顱，就可以利用核磁共振掃描，定位到要治療的部位，再透過超音波聚焦產生熱能，逐漸提高溫度，最後再一舉燒灼破壞病灶，達到改善病人手部顫抖的毛病。

甚至，因爲效果好得出奇，病人滿意度很高，現在國內外很多醫院都以院內有神波刀做爲自家醫院足夠現代化的宣傳。

事實上，神波刀的第一個治療適應症，正是原發性顫抖。

根據台灣老年學暨老年醫學會預估，台灣大概有三十幾萬名病人，他們的手無法控制地抖動，無法做精細動作，寫起字來歪七扭八，喝茶或喝湯時往往濺得滿桌都是，帶給日常生活極大困擾。

傳統治療方式，可以服藥或是接受開顱手術。醫師在頭顱上鑽個大約十元硬幣大小的孔，放一根針到負責動作協調的丘腦腹內側核，再透過儀器把熱能從那根針的尖端釋放出來，將導致手抖的病灶燒灼破壞掉，達到治療效果。

三十秒燒掉病灶

相對來說，羅偉倫表示，神波刀是非侵入性的治療方式，不用在頭顱上鑽洞，病人也不需要麻醉。

治療時，醫師會透過核磁共振掃描精準定位病灶處，再導引聚焦超音波，把熱能集中在那個區域內，接下來逐漸調高釋放的溫度。

羅偉倫通常會先把溫度固定在攝氏四十三度到四十五度，這個溫度對腦組織只有暫時的影響，然後邊做邊觀察病人手抖的情況，如果沒有改善，代表沒有找到病灶處，可以再次透過核磁共振掃描其他部位；如果病人的情況有改善，就把溫度提升到攝氏四十五度至五十度，同樣持續觀察病症；確認改善之後，就把溫度提升到攝氏五十五度到六十度，燒灼造成手抖的組織。

除了可以精準定位及指引、同時邊做邊監測症狀變化之外，神波刀的治療時間不長，前後大約兩到三小時，大部分時間花在定位，燒灼過程只有短短二、三十秒，既安全又快速。

重拾無礙人生

雙和醫院在二〇一九年六月完成第一個原發性顫抖案例，五年來又陸續完成五十三例個案，病人對治療效果都相當滿意。

羅偉倫清楚記得，第一例是一位修理大型機台的中年技工，因爲原發性顫抖，導致手抖得無法再拿螺絲起子來鎖螺絲，心情沮喪到了極點。經過神波刀治療後，手抖的症狀完全解除，他高高興興地重回職場。

另外一個讓羅偉倫印象深刻的例子，是一位六、七十歲事業有成的台商。那位企業家有次在中國大陸某間銀行提款，必須親自簽名，卻因手抖得厲害，簽不出原來的字跡，當場被拒領。他回台灣到雙和醫院就診，確診是原發性顫抖導致的手抖，經過神波刀治療後，不再手抖，也順利領回那筆錢。

除了原發性顫抖，巴金森氏症導致的顫抖，也可透過神波刀解決，只是治療部位不一樣。

羅偉倫解釋，巴金森氏症是因為基底核的灰質受損，引發不自主的顫抖，但治療時並不是使用神波刀直接燒灼基底核，而是燒灼丘腦的腹前側核。只不過，神波刀只能治療巴金森氏症的手抖症狀，對於碎步走路和其他症狀則沒有改善效果。

不過，儘管設備如此先進，但終究得依賴醫師的專業。比如說，透過ROSA Spine機械手臂導航手術系統施術時，選定鎖螺絲釘的入口、中間的軌道，以及鎖螺絲釘的終點，都是由醫師操作及決定，再告訴機械手臂導航手術系統進入點在哪裡，中間又要經過哪些地方，以及最後要停在哪裡。

ROSA Spine機械手臂導航手術系統雖然精準無比，但林乾閔認為，如果沒有神經外科醫師的操作，它也只不過是一部精細的醫療儀器，無法單獨作業，更難以獨撐大局。

醫師的專業仍是治療關鍵

「關鍵在手感，」林乾閔以神經外科手術爲例，一定要精準把脊椎打開，才不會傷到裡面的神經；而且，就算機械手臂導航手術系統再靈敏，終究只是把脊椎打開，還是無法處理裡面的神經或血管。

他進一步解釋，一旦施術時不小心碰到神經或血管，神經外科醫師的反應夠快，會馬上停止，並透過加壓等方式止血，避免進一步出血，或造成更大的神經傷害；相對來說，若是機械手臂導航手術系統遇到同樣的狀況，由於它沒有人類與生俱來的纖細手感，萬一不愼碰到神經或血管，往往第一時間仍渾然不覺，當然也不會曉得接下來該怎麼處理。

而這也是爲什麼機械手臂導航手術系統只能扮演輔助角色，這些手術還是要由有經驗的神經外科醫師主導的原因。

近五年來，雙和醫院做了約三百五十幾例ROSA Spine機械手臂導航手術系統執行的脊椎手術，累積相當豐富的臨床經驗，術後病人都獲得明顯改善，減少感染風險，這是經驗累積的成果，也是病人最安全的依靠。

在醫療場域裡，人永遠是主角。沒有經驗豐富的醫師，再精密的醫療儀器，就只是部冷冰冰的器械而已。

3

器官移植，要做，就做最好的

如果說蒸汽機開啟了十八世紀工業革命的序幕，器官移植無疑是帶動二十世紀醫療產業突飛猛進的火車頭。

近代器官移植最早起源於俄國，但第一例成功的屍體腎臟移植是美國波士頓大學醫師休謨（David Milford Hume）於一九四七年完成，並發表論文，寫下里程碑。

一九六八年，台大醫院外科教授李俊仁則是完成了亞洲首例成功的腎臟移植手術，開啟台灣器官移植的新頁。

與此相比，近十幾年才投入器官移植醫學領域的北醫體系，在進度上落後不少，但北醫大校長吳麥斯認爲，重要的是既然要做，就要做最好的，而這也是北醫體系全力發展器官移植的核心精神。

提升醫療水準的保證

在這個理念下，北醫大於二〇二二年八月成立器官移植研究中心，由雙和醫院醫療副院長李明哲擔任中心主任。

李明哲長期參與政府器官捐贈移植登錄相關事務，曾在器官捐贈移植登錄及病人自主推廣中心擔任十二年董事，並於二〇二三年出任董事長，也有六年時間擔任中華民國器官捐贈協會理事長，在器官移植醫療界擁有一定的知名度及聲望。

器官移植是整體醫療品質的具體呈現，代表一個醫療機構是否有足夠能力承接急症、重症、罕見及困難等重大醫療任務的指標，是提升醫療水準的保證。

「我們必須相信，器官移植就如同當年工業革命的蒸汽機，是帶動整個醫療產業飛躍進步的最大動力，」李明哲說。

接受器官移植的，通常是器官衰竭而瀕臨死亡的病人，必須透過各種醫療照護手段讓他們活下來，才有機會等到捐贈器官來延續生命。

在移植過程中，醫院要有人員充足且醫術高超的醫療團隊，以及最尖端且精良的醫療儀器，移植手術才能順利完成。但，接下來，受贈病人可能出現肺炎、心血管疾病及藥物毒性影響等各種問題，比一般手術病人出現的併發症更複雜而棘手，如何一一解決，又是另一項艱巨挑戰。

就因如此，李明哲認爲，如果要以最簡單的一句話，來說明器官移植在醫療體系中扮演的角色，那應該就是：「器官移植永遠是衡量這家醫院是否爲頂尖醫療機構的重要參考指標。」

正因如此，吳麥斯希望，透過器官移植的長足發展，強化基礎研究與臨床醫療、生技產業的合作，帶動免疫學、基因學到異體移植的全面升級，強化並提升北醫體系的核心醫療能力。

醫療機構的登頂之路

但，藉由器官移植讓醫療機構攀上頂尖的這條路，其實並不容易，北醫也走了很長一段路。

李明哲以浸淫這個領域三十年的經驗指出，同時擁有心、肺、肝、腎這四個重要器官的豐富移植經驗，這家醫院才能稱爲頂尖優秀；如果這家醫院只做單一器官的移植手術，猶如雖有蒸汽機這個動力，卻沒有輪船、火車和汽車等運輸工具配合，就只是部蒸汽機而已，難以帶動整個醫療產業的發展。

不過，他強調，雙和醫院也可以透過多重器官移植來提升全院醫療水準，但如何加快腳步，跟上乃至超越前段班的醫學中心，就成爲一項艱巨的挑戰。

全體人員時刻備戰

在諸多挑戰中，最大的一項，應是醫院的整體量能是否充足、管理階層有沒有全力支持。

李明哲進一步解釋，實際上，器官移植並不只是移植團隊與病人之間的事，而是整個醫院的事。

一旦要進行器官移植手術，幾乎全院所有部門都要以這例移植手術爲優先，因爲捐贈器官有一定的保留時效，所以一有合適的器官捐贈者及受贈病人，就得立刻啟動，爭分奪秒完成移植任務。

在這當中，需要配合的事項相當多，包括：加護病房要優先照顧瀕臨死亡的受贈病人、檢驗部門優先爲他做各式檢驗、藥劑部門要優先採購所有必備藥物、開刀房必須讓給移植手術的醫療團隊使用等，幾乎占用了大半的資源，如果醫院量能不足或是單位之間沒有共識，很容易引起其他部門反彈，不少醫院便是因此中途退場，或選擇限縮器官移植的規模。

李明哲常把器官移植團隊比喻爲正規作戰部隊，要有一個指揮中心，且要一個口令一個動作，每個人往同一個目標挺進，而且必須時時備戰，一有任務就要上場，沒有選擇的餘地。

在他眼中，以前雙和醫院的器官移植團隊，有點像是打游擊戰的陸戰隊，沒有強大的組織和機構，也沒有實際的領導中心，更沒有全方位的戰略思考，往往只能收到一時的效果，有點可惜。

盤點院內資源

不過，李明哲並不太擔心。他接到任務後，立刻盤點院內資源，包括：醫師人力、醫療儀器設備及器官勸募能力等。

在屬於主戰部隊的醫師人力方面，李明哲先與原有的外科系醫師面對面溝通，了解對方有哪些專長，不足的部分再想辦法從外面網羅補足。目前萬芳醫院移植外科主任宋睿祥，就是他從基隆長庚醫院找來的。經過短短半年時間，他就重新建立起萬芳醫院器官移植團隊，包含醫療團隊和器官勸募機制。

李明哲強調，整個器官移植作業分器官捐贈和器官移植兩大部分，有點像作戰時的部隊編制，器官移植手術是負責打仗的前鋒部隊，器官勸募則是後勤支援單位。

後勤支援如果跟不上來，前鋒部隊就打不了勝仗；同樣，前鋒部隊沒有打好仗，後勤單位就沒有士氣，兩者相輔相成，缺一不可。

以同理心看待器捐

然而，器官勸募雖然重要，卻常被忽略。

李明哲說，器官勸募是門學問，尤其在人性關懷面這一塊，勸募人員要從器官捐贈者及其家屬的角度思考，說服他們，甚至感動他們，才能順利募到器官。

「我們的器官勸募人員，都是經過嚴格訓練的，」他表示，訓練重點在於臨終關懷，首先要讓這些勸募人員感同身受，如同自己就是器官捐贈者或其家屬，以同理心來看待器官捐贈，進而讓對方有被尊重的感受，願意把可用的器官捐出來，救治重症病人。

建立起更強大的器官移植團隊後，李明哲帶領他們完成多例腎臟、心臟和肝臟移植手術，其中腎臟和肝臟又包括屍體和活體的器官移植，展現完全不一樣的氣勢及成果。

成立校級器官移植研究中心

不久後，李明哲被調到雙和醫院，因爲雙和的醫療量能幾乎是北醫附醫和萬芳醫院的總和，是北醫體系再次飛躍的關鍵，董事會及學校期待，他能夠重整器官移植團隊，進而提升整體醫療水準。

在強大的使命感驅使下，李明哲帶領雙和醫療團隊在二〇二二年，就幾乎做完活體肝臟、屍體肝臟、活體腎臟及屍體腎臟的移植手術；如果加上萬芳醫院副院長施俊哲跨院做的心臟移植手術，短短一年之內，就總共做了十一例器官移植手術。

到了二〇二三年，雙和醫院的成績更上一層樓，光是心臟移植手術就有五例，這是整個北醫體系從來未有的成就。

「這真的不是一朝一夕就能完成的事，通常需要一個世代的時間，」李明哲表示，台大醫院的器官移植做了超過半世紀，建立起今天的聲望，但北醫體系短短一、兩年，成績就急起直追，希望能趕上。

這些年來，北醫體系三家附屬醫院在器官移植領域各自發展，但因器官移植涉及層面極廣，需要投注大量人力及物力，同時也需要制定永續經營的發展策略，因此北醫大決定成立校級的器官移植研究中心，統籌校院發展器官移植的策略及方向。

更重要的是，這個中心可以結合北醫附醫、萬芳及雙和等三家附屬醫院的醫療服務量能，提供以病人爲中心的器官移植手術，藉由臨床工作的整合及相互支援，迅速提升服務量能。

病人不動，醫師動

北醫體系的做法，具體來說，就是「病人不動，醫師動」。無論哪家醫院收治了亟需器官移植的重症病人，就算這家醫院缺乏可以做該類移植手術的醫療團隊，病人也毋須轉院，而是由有經驗及資格的醫院，派遣醫療團隊前往進行手術。

在這個過程中，器官移植研究中心就成爲重要的窗口，會根據那位病人衰竭器官的種類，特別開設一條綠色通道，讓他可以獲得從術前醫療照護、器官移植手術到術後照護的全方位醫療服務，落實以病人爲中心的理念。

李明哲表示，器官移植是非常務實的臨床工作，北醫體系資源有限，現階段不可能在三家醫院都建立一個可做多種器官移植的醫療團隊。

他長期觀察發現，腎臟移植是所有器官移植中最重要的，因爲腎臟病幾乎已成爲台灣人的國病，病人非常多，嚴重到必須洗腎、甚至要接受器官移植的個案也不在少數；再者，腎臟移植發展歷史最久，受術病人最多，累積了相當豐富的經驗，從免疫學到藥物發展的研究也最透澈。

更重要的是，腎臟移植手術的技術門檻最低，加上除了屍體器官外，也有活體器官這個選項，捐贈器官來源相對較多，只要有醫師願意做就做得起來。因此，李明哲認爲，北醫體系三家醫院可以從腎臟移植做起，打好基礎，再逐漸擴大到心臟、肝臟及肺臟等其他器官。

目前，雙和醫院已取得心臟、肺臟、肝臟（含活體）、腎臟、眼角膜、骨骼、組織等移植手術資格，移植及捐贈量在北醫體系三家附屬醫院中占有一定的比例，而北醫大也在二〇二二年年底，積極向器官捐贈移植登錄及病人自主推廣中心爭取，成爲台灣北區第六家器官勸募網絡（OPO）。

「北醫大器官勸募網絡的成立，將在北醫體系全力發展器官移植的過程中，扮演相當重要的角色，」李明哲自信地說。

以器官捐贈提升死亡的價值

相較於歐美，台灣器官捐贈的來源有個奇特的現象，根據器官捐贈移植登錄及病人自主推廣中心統計，目前每年約有八百例活體器官捐贈個案，遠多於屍體器官捐贈的一百三十例。

在歐美先進國家，一定先採用屍體器官，萬不得已才會進行活體器官移植手術。其中原因，是這些國家認爲，屍體器官來自於已死亡的人，原本就會腐化或被焚燬，如果拿來救人，將提升死亡的價值；反觀活體器官則來自健康的人，爲了摘取器官，這些人得接受外科手術，不管在心理或生理上，都是一次重大衝擊。

「眞有必要爲了救一個人，而讓另一個人遭受創傷嗎？」李明哲表示，台灣是洗腎大國，一個洗腎病人的醫療費用，可以用來進行六次器官移植手術，從醫療經濟學的角度來說，器官移植的經濟效益比洗腎高。

建立關懷生命的機制

爲了提高器官移植比率，健保局還提高腎臟移植手術的給付額度，但效果有限，原因在於器官來源有限。

李明哲指出，台灣每年有超過五千個潛在的器官捐贈者，但每年眞正捐贈器官的卻只有一百多人，捐贈比率只有二%，另外九八%器官都隨著屍體火化，這除了與國人仍有全屍的觀念有關之外，沒有完整的配套措施也脫不了關係。

爲了救更多人，李明哲認爲，國人必須打破全屍的傳統觀念，並建構一個關懷生命的機制，在藉由器官移植搶救生命之餘，亦應對捐出器官的死者多些關懷與敬意，將生死兩端結合在一起，而這也是未來雙和醫院要走的路。

器官移植是延續生命的救人手段，也是帶動醫療產業快速往前推進的火車頭，但更重要的是，它是銜接生死之間的橋梁，唯有透過關懷，讓潛在的捐贈者願意捐出器官，協助其他瀕死重症病人繼續活下去，達到「生死兩相安」的積極目的，雙和醫院才稱得上是一家了不起的醫院。

4

腦部治療，不開顱、不出血、不傷腦

導遊黃小姐三不五時發作的耳鳴，加上聽不清楚，深深困擾著她，非但不舒服，也影響帶團的服務品質。透過核磁共振掃描（MRI）檢查發現，在靠近小腦和橋腦的角落，有顆二．四公分的良性腫瘤，已壓迫到腦幹，若不盡速處理，有可能繼續長大而影響腦功能，乃至造成其他危險。

一向健康的陳先生，在一次意外交通事故後，被緊急送到急診室，做了電腦斷層掃描（CT）意外發現，腦內有顆不小的動脈血管畸形，隨時可能破裂而危及生命，嚇出他一身冷汗。

不同的病況，同樣出現在雙和醫院，最後也雙雙症狀獲得緩解。

經過加馬刀（Gamma Knife）立體定位放射手術治療，黃小姐腦中那顆腫瘤，在兩年內縮小到一．五公分，她不再飽受耳鳴之苦，可以安心帶團出遊。

爲了拆除陳先生腦內那顆有如「不定時炸彈」的動脈血管畸形，醫療團隊捨棄傳統的開顱手術，改以非侵入性的加馬刀立體定位放射手術，一次療程就讓那顆畸形瘤萎縮，持續追蹤不到兩年，畸形瘤幾近消失無蹤，讓他鬆了一口氣。

腦瘤治療新利器

大腦是我們思考與動作的指揮中樞，也是人體中最精細、最複雜卻又最脆弱的器官，一旦大腦內部出現病灶，任何醫療處置都是相當艱難的挑戰。更何況，臺北神經醫學中心院長蔣永孝表示，早期的神經醫療只要讓病人活下來就好，現在則是要求治療後的神經功能要和以前一樣，甚至比以前更好，而不僅僅只是讓病人活命。

能有這種截然不同的治療結果，在於醫療儀器及技術的不斷進步更新。

蔣永孝指出，大腦和心臟或腸胃等器官不同，醫師可以把心臟或腸胃等臟器翻來翻去，甚至還能把心臟拿到體外，修一修、補一補，再裝回體內。

然而，大腦太精密也太脆弱，就像一塊嫩豆腐，不可能讓醫師翻來翻去，更不可能這邊試一下，發覺不對勁後，換那邊再試一下——如果眞那樣做，腦組織就會被試成像豆花了。

所幸，隨著醫療科技的長足發展，各種治療方式紛紛出爐，病人不一定非得接受高風險的開顱手術不可；尤其，三維空間立體定位技術問世後，醫師透過ROSA Spine機械手臂導航手術系統、神波刀或加馬刀立體定位放射手術系統等醫療儀器設備，就可在不傷及腦組織和神經的前提下完成治療。

治癒黃小姐、陳先生的加馬刀立體定位放射手術，就是其中一種。

兼顧安全性與破壞力

加馬刀立體定位放射手術有三維空間立體定位的功能，放射線可精準聚焦在大腦內的病灶上，因此能夠在不波及周圍正常組織的情況下，直接破壞腫瘤組織或異常血管，大幅降低副作用，近年來不僅成為具革命性影響的腦腫瘤及異常血管治療工具，更顛覆長久以來大家對腦腫瘤治療的觀念。

雙和醫院加馬刀中心主任鍾文裕表示，加馬刀立體定位放射手術的發展歷史，可以追溯到一九五一年的瑞典神經外科醫師雷克塞爾（Lars Leksell），他所創新設計的加馬刀，有二百零一條鈷六〇放射出來的加馬射線，只是由於當時的影像定位技術尚未到位，治療精準度不是很高。

後來，經過多次改良，電腦影像技術也不斷進步，目前普遍使用的第五代機型，結合核磁共振掃描或電腦斷層掃描的定位功能，已可精確找到腦部病灶的三維空間坐標。

有了坐標，醫師就能以電腦找到照射部位，計算出最合適的放射線劑量，將一百九十二條鈷六〇放射出來的加馬射線聚焦在病灶上，造成腦瘤組織或畸形血管的變性，甚至因得不到養分供應而逐漸凋亡，達到治療目的。

隔山打牛，精準定位

加馬刀立體定位放射手術的整個治療過程，不僅不用在病人頭上動刀，也完全不會出血，而是透過放射線以類似「隔山打牛」的方式，達到有如深度手術的精準治療效果，加上又可將放射線對正常腦組織的傷害降至最低，所以雷克塞爾特別將這種治療方式稱之爲「放射手術」。

世界第一部加馬刀，於一九六八年在瑞典的卡羅林斯卡學院（Karolinska Institutet）啟用，至今全球已有超過五百家醫療機構裝置這套先進的醫療設備，每年有超過七萬人次的不同腦部病灶病人接受治療。而在雙和醫院，開院十六年來，已累積兩千多例治療個案，不僅治療成效顯著，更累積豐富的臨床經驗，「雙和的加馬刀團隊技術一流，尤其對於較大型的腫瘤、顱底腫瘤治療等，更是我們的強項，」鍾文裕自豪地說。

讓病人、醫師都能安心

問世至今，加馬刀立體定位放射手術已經歷超過半世紀的臨床應用，鍾文裕為它歸納出幾類適用病症：腦內的良性腫瘤、腦內的血管異常病灶、惡性腫瘤的腦內轉移，以及三叉神經痛。

常見的腦內良性腫瘤，包括：聽神經瘤、腦下垂體瘤、顱咽管瘤，以及部分神經膠質瘤等；至於血管異常病灶，則有動靜脈畸形及海綿狀血管瘤等。

鍾文裕指出，早年採用的開顱手術，必須把頭蓋骨打開，手術器械穿過腦組織後，再將病灶切除。然而，那些病灶旁邊布滿神經和血管，只要稍有不慎，就有可能傷及那些神經和血管，造成難以預期的傷害；此外，不管病灶是深或淺，器械進出難免會傷到腦組織而影響腦功能，甚至出現後遺症。

相較之下，加馬刀立體定位放射手術的定位相當精準，且放射線能量集中在病灶上，對周遭組織幾乎沒有傷害，醫師及病人都不用再冒著開顱手術那麼大的風險，當然可以得到病人的高度信賴。

在潘宏基和鍾文裕等人銳意經營下，雙和醫院加馬刀治療中心已成爲國內最頂尖的醫療重鎮之一，以聽神經瘤爲例，五年的平均控制率，也就是五年內不用再開刀的比率約在九成五左右，已是國際水準，相當不簡單。

潘宏基是國內加馬刀的權威，也是鍾文裕的老師，師徒二人全力打造的雙和醫院加馬刀治療中心，不僅有硬底子的技術實力，也有兼顧病人感受的柔軟——幾乎一整層樓的寬敞空間，色調明亮溫馨，病人置身其間宛如在家一般自在，可以輕鬆接受治療。

「接受加馬刀立體定位放射手術治療的良性腫瘤病人，可以與殘留的良性腫瘤和平共處五年、十年或二十年，台灣有病人已平安過了三十幾年，國外甚至有長達四、五十年的個案，」鍾文裕說。

面對腦內的良性腫瘤，他認爲，應該審愼評估是否有導致腦壓升高而危害腦組織的風險，再決定施術的時機及範圍。如果沒有立刻且明顯的危害，有時加馬刀立體定位放射手術未必要把腫瘤組織及裡面的血管整個破壞、切除掉，只要局部破壞及抑制，不讓它繼續長大，再透過定期後續追蹤，試著與殘餘的腦腫瘤和平共處。

至於動靜脈畸形及血管瘤等血管異常，則是要評估那些病灶對腦組織的危害性及風險，若可能破裂出血而危及生命，就應積極處理，透過定位精準且能量集中的放射線封閉畸形血管，或是經導管把白金線圈送到病灶內，將整個血管畸形栓塞住，杜絕後患。

精準出招，一次手術破壞每顆腫瘤

惡性腫瘤的腦內轉移，是加馬刀立體定位放射手術另一個可介入治療的標的。這些腦內腫瘤常轉移自肺癌、乳癌和大腸癌等原發部位，癌細胞經由血管進入大腦而出現遠端轉移。

以往遇到這類病人，醫師多半採用全腦放射線治療來破壞腫瘤組織，卻也會連帶傷害周邊其他正常腦組織，病人的腦功能隨之下降，出現記憶力變差、判斷力減退、行動不便或早發性失智症等副作用，有時連日常生活都無法自理，必須仰賴他人照顧。

自從有了加馬刀立體定位放射手術，情況整個改觀。

鍾文裕表示，轉移到大腦裡的惡性腫瘤，大都是一顆一顆單獨存在，可以看得清清楚楚，而這也提供加馬刀立體定位放射手術一展身手的機會，只要精準定位每一顆腫瘤，計算好最合適的放射線劑量，一次手術就能把那些腫瘤逐一破壞消滅。

更重要的是，三維空間立體定位的物理精準度，可控制在〇·五公釐以下，有時甚至可達到正負〇·一五公釐以內，可說相當精準，幾乎不會傷到病灶旁邊的正常腦組織。

「我還滿有信心的，」鍾文裕樂觀表示，有了加馬刀立體定位放射手術這個精密的好夥伴，醫師治療腦內轉移惡性腫瘤的病人時更加得心應手，尤其治療時間短，不會干擾原疾病的治療計畫，未來應是醫師治療腦轉移癌的最佳武器。

不過，癌細胞若已遠處轉移至腦部，幾乎都是第四期病人，因此，除了透過加馬刀立體定位放射手術破壞已轉移到腦部的腫瘤組織，也要把原發部位及其他地方的腫瘤控制好，再透過定期追蹤檢查及後續治療，病人才能在抗癌這條路上繼續走下去。

三叉神經痛治療新選擇

除了破壞腫瘤組織，加馬刀立體定位放射手術的另外一個功能，是治療功能性病變，比如三叉神經痛。

造成三叉神經痛的病因很多，其中以三叉神經從腦幹根部進入時，遭動靜脈血管壓迫而導致神經退化所造成的情況最多，幾占八成左右；其餘像是腦膜瘤、前庭神經瘤、帶狀疱疹、多發性硬化症等，也可能造成三叉神經的去髓鞘化病變。

關鍵是，無論病因爲何，都會改變三叉神經對感覺訊號的傳遞，並將正常的觸覺、溫覺等感覺訊號放大爲痛覺訊號，進而引發疼痛。

典型的三叉神經痛，大都是單側，很少兩側同時發作，但「三叉神經痛幾乎都是突如其來，事前毫無徵兆，」鍾文裕舉例，比如說刷牙、咬到硬的食物、吞嚥、喝冰水、吹到冷風，以及說話、面帶微笑或扮鬼臉等臉部運動……，發作時，臉部、牙床，以及顴骨裡位於耳朵深部、靠近腦幹前方的部位，會突然出現電擊般劇烈、刀割般、尖銳的陣發性疼痛，每次大概痛半分鐘到一分鐘左右。痛過了，有時會再復發，有時就完全消失，不太會留下痕跡。

消滅突如其來的劇痛

然而，「這種來自神經的痛，眞的很痛，」鍾文裕提到，有人形容比生小孩的產痛還痛，因爲生產的陣痛持續較久，會慢慢適應，但三叉神經痛來得突然，就像電擊一樣，往往痛到讓人掉淚，整個人就僵在那裡，只能期待劇痛趕快消失。

因爲三叉神經痛會痛入心扉，導致有些病人不敢咬一些比較硬的食物，只能喝稀飯或吃軟爛的食物，失去享受美食的樂趣；到後來，有些病人連講話都有點問題，只好就醫尋求解決之道。

鍾文裕表示，三叉神經痛是神經遭到壓迫退化，出現不正常放電才突然出現的疼痛，有人一天發作好幾次，有人好幾年才碰到一次，而由於三叉神經痛和癲癇都算是神經不正常放電所引起的疾病，醫師通常會開抗癲癇藥物，幫病人降低疼痛感。

「就算只能把原本八到九分的劇痛降到五、六分，病人就可明顯感受到治療效果；如果能再降到三或四分，他們更是感激到不行，」鍾文裕感慨地說。

不過，有時藥物治療效果不盡理想，病人又擔心外科手術的風險，加馬刀立體定位放射手術將是三叉神經痛病人的另一選擇。

但，「三叉神經痛非常不易治療，幾乎無法完全治癒，」鍾文裕說。不過，他還是分享了一個小祕訣：「我們在三叉神經進入腦幹的那一小段神經，用放射線精準照射，讓它不再異常放電，就能減少三叉神經痛發作的頻率，效果和外科手術差不多，兩年內有效緩解疼痛的比率約八成五，且幾乎沒有外科手術的風險，受術病人的反應非常好。」

「可以說，儘管加馬刀不是雙和的強項，但是三叉神經治療方面，我們的團隊在國內可當得上前三名，」他補充指出，「雙和醫院當初網羅了有『台灣加馬刀之父』稱號的潘宏基教授加入團隊，致力於加馬刀治療二十多年，且因爲在雙和開院之初，神經外科便已特別採購先進的設備儀器，當時購置一台加馬刀約要一億多元，但爲了提供病人更好的醫療品質，院方依舊不吝投資，而經過團隊多年努力，治療效果堪稱國際一流。目前，還在考慮再採購更新一代的加馬刀，以達到最佳治療效果。」

治療，是為了讓生活更美好

隨著醫學進步，加馬刀立體定位放射手術還可用在一些比較少見的領域，像是巴金森氏症、原發性顫抖和強迫症等。不過，強迫症的治療需要切斷出問題的大腦神經迴路，目前在台灣乃至全世界，都有涉及醫療倫理的爭議待解，除非特別申請並獲得倫理委員會同意，否則不得施術治療。

整體來看，加馬刀立體定位放射手術的功能正在持續創新，以腦部良性腫瘤中的聽神經瘤爲例，五年控制率約在九成五，效果相當顯著；腦膜瘤和腦下垂體瘤的五年控制率，也在八、九成左右；至於小於二公分的小型動靜脈畸形瘤，也有近八成在兩年內會變好。

然而，「效果不錯，不代表可以治癒，也不代表永遠沒事，」鍾文裕強調，治療的最大目的不在於徹底消除腫瘤，而是把病情控制下來，進而與那些殘留的腫瘤或畸形的動靜脈血管和平共處，不讓這些病灶進一步惡化而危及生命。

在這個大前提下，他建議，受術病人在術後前兩年內，每半年要追蹤檢查一次，兩年後再改爲每年一次，「我希望，在這個漫長過程中，病人可以在不依靠別人的情形下輕鬆過日子，活得長長久久。」

5

腎臟科，從精準預防到精準治療

台灣單位人口接受長期透析治療比率高居世界第一，超過九萬國人需要定期透析維生，至於慢性腎臟病盛行率也高達一〇%，在在顯示腎臟病已成爲國人必須嚴肅面對的健康問題。

有鑑於此，北醫大整合一校三院的人力專長與資源，成立「泌尿腎臟研究中心」，開拓全新研究領域，並提升研究量能，希望達到美國克里夫蘭診所（Cleveland Clinic）泌尿腎臟聯合機構的規模與聲望，成爲全球此一領域的醫療重鎮之一。

研發預警系統，提供預防到治療

克里夫蘭診所是世界著名的醫療機構，集合醫療、研究及教育於一體，旗下的泌尿腎臟聯合機構在美國泌尿專科和腎病專科領域，都位居前三名。

肩負如此重任，雙和醫院聚焦腎臟病與泌尿治療，二〇二〇年取得國家衛生研究院三年整合型計畫，從阻斷急性腎傷害、急性腎病變到慢性腎病變的發展進程，以及基因變異和免疫反應在這個發展進程所扮演的角色，研發了一套預警系統，提供從預防到治療的全方位服務。

「就是因爲腎臟病是台灣很重要的醫療問題，我們才要積極成立這個研究中心，」腎臟醫學權威、同時也是該研究中心重要推手的北醫大校長吳麥斯認爲，腎臟病已造成個人、家庭、社會乃至國家的龐大負擔，再不積極防治，將會變成更大的問題，而這也是北醫體系全力投入此一領域的初衷。

進步的負擔

可能不少人會問，爲什麼台灣的腎臟病盛行率這麼高？爲什麼台灣會成爲「洗腎王國」？

吳麥斯表示，從某些角度來看，這個現象或許可稱之爲一種「進步的負擔」，要勇敢面對。這一切，要從腎臟病的發展軌跡說起。

早期治療腎臟病的藥物不多，大多數病人只能眼睜睜看著自己的腎臟功能一天天惡化，終至死亡；到了二次世界大戰，乃至於接下來爆發的韓戰、越戰，在槍林彈雨中，士兵爲了躲避敵人砲火攻擊，長時間躲在壕溝裡，由於水分補充不足導致脫水，負責水分及毒素代謝的腎臟首當其衝，功能逐漸下降，終至出現慢性腎臟病、腎臟衰竭甚至導致死亡。

罹患腎臟病的人大幅增加，俗稱「洗腎」的血液透析技術也隨之發展，然後在一九八〇年代前後逐漸成熟。

以前因無藥可醫而逐漸走向死亡的病人，經過定期血液透析後，腎臟功能不再快速惡化導致死亡，而是被救了回來，並且回歸接近正常的生活。

問題是，血液透析的標準療程是每週三次、一個月十三次，所需費用高昂，並非每個嚴重腎臟衰竭的病人都有能力接受這個治療。

人人有資源就醫

早年，如果不具有勞保、公保身分，很多嚴重腎臟衰竭的病人因無法進行血液透析就走了。自從一九九五年開辦全民健保，幾乎所有國人都納入醫療保險，沒錢就醫的無奈情節才逐漸走入歷史。

吳麥斯在一九八〇年代從臺北醫學院（北醫大前身）畢業，正好迎上腎臟醫學快速成長、血液透析當道的狂飆年代。親身經歷那個時代，他指出，台灣腎臟病盛行率和洗腎率偏高的第一個原因，在於經濟條件好，以及健保制度下有很高的就醫可近性。

以美國腎臟登錄系統（USRDS）歷年來公布的統計資料爲例，腎臟病盛行率及洗腎率位居前幾名的國家，幾乎都是經濟實力較好的先進國家。

以健保開辦後的那幾年來說，台灣是全球洗腎比率最高的國家，美國排名第二、日本第三，接下來第四名及第五名分別是德國和比利時；就算到了現在，USRDS公布的二〇二三年統計資料，台灣洗腎率依舊排名全球第一，遠超過排名第二及第三的美國、新加坡。

這與經濟能力、醫療制度的友善有非常密切的關係，因爲這些國家大多數腎臟病病人都被診斷出來並且獲得治療，腎臟病盛行率和洗腎率自然居高不下。

經濟與醫療實力之外，台灣人重視倫理及親情，願意照顧家中長輩，都讓末期腎臟病病人可以活得更長久，末期腎臟病盛行率當然居高不下。

反觀一些國家，因醫療資源不足，無法全面照護腎臟病病人，很多病人早早就過世，腎臟病盛行率相對偏低。

長壽與醫療進步，增加病變機率

第二個原因，在於長壽。年紀愈大，器官出現問題的機率就愈高，這是再自然不過的現象。因此，人愈長壽，器官衰竭的機率也愈高。

吳麥斯談到，一九八〇年代初期，台灣因腎臟衰竭而需要進行透析的年齡是五十幾歲，目前則是六十八歲。也就是說，以前很多人可能活不到腎臟功能開始衰退的年紀，當然就不需要定期接受血液透析。

第三個原因，是糖尿病病人增加，透析存活率也同時攀升。

糖尿病常見的併發症之一就是腎病變，病人出現白蛋白尿合併腎功能惡化。當台灣糖尿病病人不斷增加，腎臟病罹患率當然也隨之上升。

而且，三、四十年前，糖尿病病人只要進入血液透析治療階段，很少活超過三年；如今糖尿病治療藥物日新月異，照護品質又明顯提升，糖尿病病人可以活得更長久，當然腎臟功能出現病變的機率也變高。

至於第四個原因，那就是醫療進步。

吳麥斯舉心肌梗塞爲例，以前一旦發生心肌梗塞，存活的機率很低，現在完全不一樣了，心肌梗塞的存活率高達九成以上。只是搶救過程中，器官多少會受到傷害，包含導管治療、甚至葉克膜這種體外循環膜肺維生系統的治療，都會傷及腎臟，未來幾乎都會走向慢性腎臟病。

一門新穎的醫學

腎臟醫學是門相對較新穎的領域，以前大家在說腎臟功能不好時，並沒有統一的名稱，只籠統說是「腎功能不全」，但所謂的腎功能不全並沒有一定的標準。

直到二〇〇二年，全球腎臟科醫學界以腎絲球過濾率（eGFR）當成診斷標準，才有共同的語言。

腎絲球過濾率是指腎臟每分鐘可淨化血液的總量，單位是ml/min/1.73m²，數值愈高通常代表腎臟功能愈好，再藉由這個數值爲慢性腎臟病（CKD）進行分期。

第一期慢性腎臟病，是腎絲球過濾率大於或等於九〇，腎功能正常，但可能有腎臟損傷；第二期是介於六〇到八九之間，屬輕度慢性腎衰竭；第三期介於三〇到五九之間，屬中度慢性腎衰竭；第四期介於一五到二九之間，已是重度慢性腎衰竭；至於第五期，則是小於一五，算是晚期腎臟病變。

但經過近年來的研究及臨床觀察發現，光憑腎絲球過濾率來分期及預測未來狀況不夠準確，於是又把蛋白尿這個因素加進來。這也是爲什麼，檢查時要同時驗血及驗尿的主要原因。

吳麥斯表示，就像皮膚會隨著年紀較大而變皺一樣，腎臟功能也會隨著歲月而變差，這是每個人必經的過程，只要從熱感圖看出腎絲球過濾率和蛋白尿是處於相對安全的區塊，就不會有太大的問題。

高齡化社會應有不同思維

隨著高齡化時代來臨，大多數人愈活愈久，腎臟科醫師在維護病人健康時，思維也與以往截然不同。

吳麥斯進一步解釋，以前國人平均壽命只有六十幾歲的時候，醫師只要協助病人把腎臟等器官的功能維持在可以用到六十幾歲就好，如今國人平均壽命已超過八十歲，要讓器官更健康地維持到八十幾歲，甚至一百歲，就是一門大學問。

因此，雙和醫院朝精準醫療努力，大量蒐集數據，再透過數位轉型，爲每個病人找到最好的治療模式。

比如說，腎臟病病人只要一住進雙和醫院，醫療團隊就會開始了解他之前有沒有出現急性腎臟病，再由AI分析以前的腎臟功能如何、目前有沒有變差；如果變差了，現在又屬於第幾期的慢性腎臟病。

醫師除了開立處方外，也會主動建議未來一週需要做什麼治療。如果一週後病情沒有獲得改善，護理師及藥師等團隊成員就會進一步討論因應對策，腎臟科醫師也會深入了解狀況，評估後再決定處置方式，並持續追蹤，就算病人出院了，仍然會由個案管理師繼續追蹤。

因人而異的精準治療

「腎臟很脆弱又很安靜，就算出了問題，也不會有強烈反應，」吳麥斯認爲，唯有透過大量蒐集數據，加上AI分析，去了解它是否受傷了，又是什麼因素傷了它，同時搭配醫療團隊的細心照護，把導致腎臟受傷的因素排除掉，方能找回病人的健康。

透過這種配合大數據及AI的全方位照護，雙和醫院已將急性血液透析的比率減少二至三成，成效不錯。其實，這也是國家政策之一，吳麥斯提到，衛福部自二〇二二年年底起，就開始推動急性腎臟病照護計畫，而雙和是全台灣通報量最多的醫療院所。

一旦度過急性期後，有些腎臟病病人會進入慢性期，此時便可透過預警系統，評估他屬於第幾期慢性腎臟病、應該多久就醫一次；之後，醫療團隊再據此蒐集病人的資料，給予適當治療。吳麥斯強調：「腎臟病的治療原則很明確，就是早期要預防病程繼續往下發展，之後則要避免出現合併症。」

經過政府部門及各醫療院所的通力合作，台灣接受血液透析的新病人數目已連續三年減少。這個結果，當然也和全面防治策略有關。

你的禁忌食物，他的快樂美味

面對腎臟病，預防遠比治療重要。

以前的預防之道，無非是少油、少鹽、少糖、高纖及規律的生活作息，但每個人都適合這麼做嗎？吳麥斯認爲未必見得，每個人都是獨特的個體，基因不一樣、生活環境也不同，不見得適合同一套標準。

他以很多人愛吃的炸雞爲例，有人吃了會發胖，血脂、血壓和血糖都會上揚，但有些人不會；另以食鹽這項調味料來說，大多數人吃多了血壓容易飆高，卻也有少數人沒有這種現象，這些就是個體差異。

「如何找出每個人的個體差異，再建立最適合個人的飲食及生活習慣，就變得很重要，」吳麥斯提到，北醫體系的全方位精準數位醫療系統，可以蒐集每個人的資料，然後匯集成資料庫，再透過ＡＩ分析及評估，找出適合每個人的保健及治療方式，這也是從精準預防、精準診斷到精準健康的個人化精準醫療的精髓。

也許到了那一天，每個人都有他的建議生活及飲食型態，萬一有天不幸罹患了腎臟病，也不用太沮喪。

結語

愈快、愈靈活，愈能掌握時代脈動

剛在今（二〇二四）年晉升爲醫學中心的雙和醫院，雖然高興多年的努力獲得肯定，卻也清楚了解，榮耀的另一面，是使命。

追求永續，非營利不等於不獲利

「我們的使命，就是要與台灣這塊土地緊密結合，與社會、社區站得更近，傾聽民衆的聲音、回應他們的需求，肩負起社會責任，」北醫大董事長陳瑞杰很清楚北醫體系的定位。正因如此，他也強調：「我們是私人的財團法人機構，屬於非營利組織

（NPO），但非營利組織是『Not for profit』，而不是『No profit』。」

換句話說，北醫體系還是需要擁有營收及盈餘，才有餘力把學生教好、把民眾的健康照顧好，也才能承擔起社會責任。

所以，「我們要從創新著手，也就是要有勇氣先把不合時宜的事物破壞掉，再透過全新科技以及資訊系統的高度整合，打造一個可以引領社會進步的教育醫療機構，」陳瑞杰補充說明。

這個理念，雙和醫院正在逐步落實。

接軌國際，迎向ESG

「創院十六年來，我們一直謹守ESG永續發展這個全球共識，」雙和醫院院長程毅君自豪地說：「雙和是全台灣跑得最快的。」

因應全球氣候變遷與社會發展過程中出現的各項議題，聯合國在二〇〇四年首次提出ESG永續發展概念，期望企業不再只積極追求利潤績效，也應重視環境和社會的永續發展，增進民眾福祉。

「從二〇二二年至今，短短兩年時間，在全院員工不斷努力下，雙和醫院獲得了十個以上永續發展獎的肯定，」程毅君指出，像是「打造台灣淨零永續醫院」及「醫療力型塑全球福祉」行動方案，就分別以SDG十三「氣候行動」及SDG十七「多元夥伴關係」的永續目標，獲得二〇二三年「台灣永續行動獎」最高榮譽的特優獎與金獎，以及「亞太永續行動獎」銀獎及銅獎共四項大獎。

挑戰二〇五〇零碳排

「我們是全台灣第一家完成溫室氣體盤查的醫院，」他強調，雙和已經達成了ISO一四〇六四－一認證，並因此計算出，一年平均排出一萬七千七百一十三公噸的二氧化碳，「有了具體的數據，就能夠制定因應策略及目標，從各個面向去減少二氧化碳的排放。」

雙和醫院設定的目標，是在二〇三〇年減少四〇%的碳排放，遠高於前總統蔡英文提出二〇三〇年要減少二四%碳排放的國家目標；不僅如此，接下來，雙和計劃在二〇四〇年時再減少三〇%的碳排放，到二〇五〇年再減少三〇%，而「終極目標，是要達到零排放，」程毅君直言，這是條艱困的漫漫長路，但爲了後代子孫的幸福，「我們責無旁貸，並且已經開始行動。」

電與水雙管齊下

雙和醫院採取的行動，是從電力系統與水資源切入。

以電力系統爲例，雙和醫院在電梯裝設了熱能回收裝置，電梯運轉時可回收電阻產生的熱能，再轉換成電力，預計可以節省二五%至三三%的電力；此外，雙和還在第一醫療大樓十樓的戶外陽台，安裝了一整排的太陽能板，估計一年可產生二十六萬度的電力，約占全院一年總消耗電力的〇・八七％，「雖然占比不高，但是一點一滴去做，涓涓細流還是可以匯聚成浩浩長河，」程毅君說。

有來自內部的改弦易轍，也有與外部的雙贏合作。

譬如，雙和醫院透過台電的輔導，在醫院的發電機裝上併聯裝置，可以隨時切換系統，選擇採用台電供應的電力，或是使用自己的電力，如果當地用電量亮起警戒燈號，雙和就會改爲採用自己的電力。

一年下來，雙和不僅可以省下大約九百二十萬元的電費，也讓台電公司能更靈活調度電力，降低缺電、限電的風險。

至於水資源的循環利用，雙和醫院首先做的，是血液透析使用的RO逆滲透水。以前，這種水使用完畢後，幾乎都是讓它排放流掉；如今，經過適當處理，已經可以回收再利用。

這個想法，在雙和醫院已經醞釀多年。

北醫大校長吳麥斯多年前擔任雙和醫院的院長，他也是腎臟科專科醫師，很了解洗腎時需要用掉很多水，因此開始研發新的洗腎用透析液。而如今，「全院每一天可回收四公噸以上的水，」程毅君笑著說，那些水可以用來沖洗廁所、打掃擦拭，或者是拿來澆花。

廢物利用，打造循環經濟

循環經濟，是雙和醫院另一項落實永續的行動。而從二〇二三年開始，雙和回收院內所有塑膠類的藥瓶及藥罐，去製作成醫院用的環保清潔袋，讓廢物再利用，成爲另一種可能。

一般塑膠袋都是聚氯乙烯（PVC）製品，從生產、使用到廢棄，都會釋出可能危害健康的物質，因此又有「毒塑膠」之稱，國際癌症研究署（IARC）早在一九八七年就將聚氯乙烯列爲尚不確定致癌性的物質，也就是第三級致癌物，建議少用。

程毅君補充，聚氯乙烯製品雖然方便、耐用，但材質不易腐化，燃燒後又會產生戴奧辛等毒性氣體，對地球和人體健康都造成危害，因此雙和醫院藥劑部使用的白色藥罐，便改採硬殼的聚乙烯（PE）材質，可以當廢棄物燒掉。

但，「這樣還是太浪費了，」他提到，基於永續發展的理念，雙和醫院全面回收PE材質的藥罐，平均一個月可回收一百五十公斤，之後再委託聯合材料科技公司，把回收的藥罐再製成環保清潔袋，提供院內循環使用。

持續發想新創意

這個「美國技術、台灣製造」的環保清潔袋，採用的便是百分之百再生PE原料，上面印有環保標章及雙和醫院標誌，以及「一〇〇%採用雙和醫院非感染性PE材質廢棄物回收製作」等字句，「這是全台灣首創、申請到環保標章的環保清潔袋，」程毅君指著清潔袋上的標誌，一邊笑著強調。

不過，光是用院內回收PE藥罐再製成的環保清潔袋，還不夠全院使用，程毅君因而擴大範圍，號召所有員工把家裡長期累積的這種藥罐拿到醫院回收，加入循環再利用的行列。

「這種創新做法的優點很多，」程毅君指出，「一來，那些使用過的ＰＥ藥罐，不必再當成廢棄物處理，不用給廠商處理費；二來，在院內使用再製作的環保清潔袋，還能省下購買清潔袋的費用，可說是個絕妙的點子。」

讓用不到的東西再發揮作用

除了ＰＥ藥罐，醫院每天也會多出很多醫療用的玻璃瓶，光是處理就是一大工程。對此，雙和醫院選擇與廠商合作，再製成循環材料，可以和瀝青混合後鋪在馬路上，映著陽光閃閃發亮，增加視覺效果。

至於洗腎室所使用的透析液軟袋，過去大部分都由廠商做回收掩埋，但如今雙和醫院雖然也是由廠商回收處理，卻是再利用製成輪胎等製品，成爲廢棄物再利用的另一個例子。

根據統計，台灣這類的廢棄物有高達八五％都採用掩埋或焚燒等方式處理，對環境並不友善，也不符ESG永續發展的精神，但「雙和醫院的這些創新作爲，在循環經濟上跨出了重要的一步，」程毅君認爲，「不管是外循環經濟或內循環經濟，只要能讓原本用不到的東西再度發揮作用，都是永續發展、環保愛地球的具體實踐。」

推動輪調，讓人才流動

對程毅君來說，他的期待，是「透過這種從下而上、全院性的活動，教育所有員工環保的重要性，並把這個觀念帶回家，擴大影響力。」

不過，當這些永續發展的管道一一建立起來，所有產業鏈都有其運作模式，如何讓每個環節都能達到最大效益，關鍵就在要有「專業的人」，而這就回到所有問題的源頭，也就是人才培育。

程毅君認爲，台灣未來最缺乏的，將會是跨領域人才。因此，從他接任院長至今，兩年多來，已經輪調了二十幾位行政主管，「但這並不是懲罰，而是要他們學習更多的專業。」

他舉例，比如原先負責醫事、管理、保險或者健保申報的主管，也許就調去當人資室的主管，透過這種輪調方式，主管們可以學到更多專長，有助於醫院的長遠發展。

「太多人都習慣待在舒適圈，」程毅君認爲，這些人在同一個領域待了十年，甚至二十年，就算摸黑都可以找到什麼東西放在什麼地方，但也因爲這樣，「他不會再往前走，只能原地踏步，這是很可惜的事。」

因此，他讓人才不停地流動，讓他們在新的領域找到新的靈感，進而發光發亮。

幫員工把能力發揮到極致

程毅君舉例，他把急診室的醫師調去擔任社區醫學部主任，成效出乎意料地好，因爲這些在急診室待久了的醫師，無時無刻不在處理急重症病人，必須在最短的時間內向病人家屬解釋病情，以及接下來的醫療處置方式，也因此練就了與外界溝通的絕佳能力。

而「社區醫學」，顧名思義就是要走入社區，提供並滿足社區民衆的醫療需求，急診專科醫師出任社區醫學部主任後，曉得如何與社區建立關係，也很淸楚社區民衆的需求，再回到醫院尋求協助，就能更精準有效。

比如說，要在社區設站施打疫苗或是做巡迴健康檢查時，需要大量的醫護及行政人力，這位社區醫學部主任就可利用以前所建立的人脈，調集足夠的人力，把事情做得有聲有色。

成為備受敬重的教育醫療機構

雙和醫院的種種創新作爲，在吳麥斯看來，都是再自然不過的事，因爲「這是一家很年輕的醫院，員工都很有活力，願意接受各種挑戰，有著勇於打破傳統、追求創新的人格特質，才能推著醫院一路往前走。」

不過，他提醒，在快速變遷的數位時代，已經不再適合單打獨鬥，每個人都要發揮團隊精神，學會與其他人合作，而「尊重」和「相信」是團隊精神的靈魂，「要尊重自己、尊重隊友、尊重每一個人，也要相信自己、相信別人，更要相信自己有面對問題的能力和堅持下去的勇氣。」

至於從整個組織的角度，吳麥斯則認為，「要培育更多能夠創造新知識的醫療專業人才，同時善盡社會責任，才有機會引領風騷，成為備受敬重的教育醫療機構。」這是雙和醫院能在短短十六年間交出一張張漂亮成績單的祕訣，也是北醫大要成為國際一流大學的關鍵。

隨著雙和醫院晉升醫學中心、雙和生醫園區的教研大樓和生醫大樓落成啟用，建構了全國獨一無二醫學大學、醫學中心、生醫產業「三位一體」的生醫產業生態系，陳瑞杰對北醫體系的未來深具信心：「只要審慎規劃，全力以赴，一定可以打造成引領台灣生醫產業發展的重要據點。」

他堅信，只要車子開得夠快，就不會聽到引擎的吵雜聲，只會聽見迎面而來的風呼嘯而過，而在AI、機器學習及生成式AI已成爲主流的今天，「愈快，就愈靈活，也愈能掌握時代脈動，迎向成功，北醫體系便是如此。」

國家圖書館出版品預行編目(CIP)資料

荒丘崛起的醫學中心：雙和醫院創新致勝/林進修作. -- 第一版. -- 臺北市：遠見天下文化出版股份有限公司, 2024.06
256面；17×23公分. --（醫學人文；BMP023）

ISBN 978-626-355-819-9(平裝)

1.CST: 衛生福利部雙和醫院 2.CST: 醫療服務 3.CST: 歷史

419.333 113008492

醫學人文 BMP023

荒丘崛起的醫學中心

雙和醫院創新致勝

作者 — 林進修

客座總編輯 — 吳麥斯
專案執行策劃 — 湯雅雯

企劃出版部總編輯 — 李桂芬
主編 — 羅玳珊
責任編輯 — 詹于瑤、李美貞（特約）
封面、版型設計 — 李健邦
圖片提供 — 臺北醫學大學
校對 — 魏秋綢

出版者 — 遠見天下文化出版股份有限公司
創辦人 — 高希均、王力行
遠見・天下文化 事業群榮譽董事長 — 高希均
遠見・天下文化 事業群董事長 — 王力行
天下文化社長 — 王力行
天下文化總經理 — 鄧瑋羚
國際事務開發部兼版權中心總監 — 潘欣
法律顧問 — 理律法律事務所陳長文律師
著作權顧問 — 魏啟翔律師
社址 — 臺北市 104 松江路 93 巷 1 號
讀者服務專線 — 02-2662-0012 | 傳　真 — 02-2662-0007；2662-0009
電子郵件信箱 — cwpc@cwgv.com.tw
直接郵撥帳號 — 1326703-6 號　遠見天下文化出版股份有限公司

內文排版 — 立全電腦印前排版有限公司
製版廠 — 東豪印刷事業有限公司
印刷廠 — 鴻源彩藝印刷有限公司
裝訂廠 — 聿成裝訂股份有限公司
登記證 — 局版台業字第 2517 號
出版日期 — 2024 年 6 月 28 日 第一版第 1 次印行

定價 — 500 元
ISBN — 978-626-355-819-9
EISBN — 9786263558182（EPUB）；9786263558175（PDF）
書號 — BMP023
天下文化官網 — bookzone.cwgv.com.tw

天下文化
BELIEVE IN READING